MRSA und ESBL

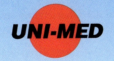

UNI-MED Verlag AG
Bremen - London - Boston

Aspöck, Christoph:
MRSA und ESBL/Christoph Aspöck.-
1. Auflage - Bremen: UNI-MED, 2012
(UNI-MED SCIENCE)
ISBN 978-3-8374-1357-1

© 2012 by UNI-MED Verlag AG, D-28323 Bremen,
International Medical Publishers (London, Boston)
Internet: www.uni-med.de, e-mail: info@uni-med.de

Printed in Europe

Das Werk ist urheberrechtlich geschützt. Alle dadurch begründeten Rechte, insbesondere des Nachdrucks, der Entnahme von Abbildungen, der Übersetzung sowie der Wiedergabe auf photomechanischem oder ähnlichem Weg bleiben, auch bei nur auszugsweiser Verwertung, vorbehalten.

Die Erkenntnisse der Medizin unterliegen einem ständigen Wandel durch Forschung und klinische Erfahrungen. Die Autoren dieses Werkes haben große Sorgfalt darauf verwendet, dass die gemachten Angaben dem derzeitigen Wissensstand entsprechen. Das entbindet den Benutzer aber nicht von der Verpflichtung, seine Diagnostik und Therapie in eigener Verantwortung zu bestimmen.

Geschützte Warennamen (Warenzeichen) werden nicht besonders kenntlich gemacht. Aus dem Fehlen eines solchen Hinweises kann also nicht geschlossen werden, dass es sich um einen freien Warennamen handele.

UNI-MED. Die beste Medizin.

In der Reihe UNI-MED SCIENCE werden aktuelle Forschungsergebnisse zur Diagnostik und Therapie wichtiger Erkrankungen "state of the art" dargestellt. Die Publikationen zeichnen sich durch höchste wissenschaftliche Kompetenz und anspruchsvolle Präsentation aus. Die Autoren sind Meinungsbildner auf ihren Fachgebieten.

Vorwort und Danksagung

Multiresistente Infektionserreger stellen weltweit ein großes medizinisches Problem dar. Dies gilt sowohl für die Therapie im Einzelfall als auch für die von allen zu tragenden Strategien gegen die Ausbreitung dieser Keime. Bakterielle Infektionen durch resistente Erreger betreffen oft Patienten mit ausgeprägtem Immundefizit, es kommen daher notwendigerweise sehr breit wirksame Antibiotika zum Einsatz. Eben diese Konstellation – die Abwehrschwäche der Menschen und der Selektionsdruck auf die Bakterien – fördern die Ausbreitung multiresistenter Keime sehr. Außerdem begünstigen Missachtung von Hygieneregeln und Fehler beim Einsatz von Antibiotika diese Entwicklung.

Zwei Vierbuchstabenkombinationen stehen wie Synonyme für dieses Phänomen: MRSA unter den Gram-positiven und ESBL unter den Gram-negativen Bakterien. Methicillinresistente Stämme von *Staphylococcus aureus* (MRSA) sind gegen alle Betalaktam-Antibiotika unempfindlich. Bei Enterobaktcrien und *Pseudomonas aeruginosa* können Betalaktamasen, also gegen Betalaktame gerichtete Enzyme, die bei Wildstämmen nur teilweise bestehende Resistenz deutlich erweitern. Derartige Stämme werden daher als Extended Spectrum Betalaktamase-Bildner (ESBL) bezeichnet. Lange Zeit wurden aus klinischem Material MRSA häufiger als ESBL-Stämme nachgewiesen, vor einigen Jahren haben sie diesbezüglich jedoch ihre Positionen getauscht.

MRSA und ESBL-Bildner haben vieles gemeinsam: Beide betreffen mit ihrer Resistenz gegen Betalaktame die größte Antibiotikagruppe und waren im Lauf der Zeit – je nach Entwicklung neuer Antibiotika in wechselndem Ausmaß – eine therapeutische Herausforderung. Für beide gilt: Bestimmte Antibiotika können ihre Ausbreitung fördern, ihre Häufigkeit wird also vom Einsatz von Antibiotika beeinflusst. Beide betreffen vor allem besonders schwer Kranke und beide können leicht übertragen werden.

Für die richtige Behandlung des Einzelnen ist es wichtig, derartige Stämme zu erkennen. Für die Gesamtheit gilt es, sie zu erfassen und mit geeigneten Hygienemaßnahmen an ihrer Ausbreitung zu hindern. Mikrobiologische Diagnostik, Krankenhaushygiene und Klinik sind daher stets im Kontext zu sehen. In diesem Sinn versucht das vorliegende Buch, MRSA und ESBL vor- sowie einander gegenüberzustellen und dabei alle drei Aspekte gleichermaßen zu beleuchten.

St. Pölten, im März 2012   *Christoph Aspöck*

Autoren

Herausgeber

Primarius Dr. Christoph Aspöck
Institut für Hygiene und Mikrobiologie
Landesklinikum St. Pölten
Propst Führer-Straße 4
3100 St. Pölten
Österreich
Email: christoph.aspoeck@stpoelten.lknoe.at

Coautoren

Oberarzt Dr. Markus Hell
Zentrum für Krankenhaushygiene und Infektionskontrolle
SALK-Labor GesmbH – Mikrobiologie
Universitätsklinikum Salzburg
Müllner Hauptstrasse 48
5020 Salzburg
Österreich
Email: m.hell@salk.at

Privatdozent Dr. Burkhard Springer
Institut für Medizinische Mikrobiologie und Hygiene Graz
Österreichische Agentur für Gesundheit und Ernährungssicherheit (AGES)
Beethovenstrasse 6
8010 Graz
Österreich
Email: burkhard.springer@ages.at

Dr. Ursula Theuretzbacher
Center for Anti-Infective Agents (CEFAIA)
Eckpergasse 13
1180 Wien
Österreich
Email: utheuretzbacher@cefaia.com

Inhaltsverzeichnis

1.	**Einführung**	**12**
1.1.	Evolution der Arten	12
1.2.	Formen und Grundlagen bakterieller Resistenz	13
1.3.	Mutation von Bakterien	14
1.4.	Evolution bakterieller Resistenz	14
1.5.	Resistenznachweis durch die Mikrobiologie	15
1.6.	Strategien gegen bakterielle Resistenz	16
2.	**MRSA**	**20**
2.1.	Entwicklung und Definition	20
2.1.1.	Historische Entwicklung von Penicillin	20
2.1.2.	Staphylokokken, Penicillin und Penicillinasen	20
2.1.3.	Methicillinresistenz	21
2.2.	Epidemiologie von MRSA	21
2.3.	Nachweis von MRSA	23
2.4.	Klinischer Stellenwert von MRSA	23
2.4.1.	MRSA-Haut-/Weichteil-Infektionen im Zeitalter von CA-MRSA	23
2.4.2.	MRSA-Bakteriämie/Septikämie und MRSA-Endokarditis	24
2.4.3.	MRSA-Pneumonie	24
2.4.4.	MRSA-Osteomyelitis und -Arthritis	25
2.4.5.	Vancomycin-Dosierung und -Serumspiegel-Monitoring	25
2.4.6.	Therapie in der Pädiatrie inklusive Neonatologie	25
2.5.	Hygienischer Stellenwert von MRSA	25
2.6.	Glykopeptid-Resistenz bei Staphylokokken	27
3.	**ESBL**	**30**
3.1.	β-Laktamasen	30
3.1.1.	Resistenzmechanismus	30
3.1.2.	Nomenklatur und Einteilung	30
3.2.	ESBL	33
3.2.1.	Definition und Einteilung	33
3.2.2.	ESBL-Epidemiologie	34
3.2.3.	Mikrobiologische Diagnostik	35
3.2.4.	Therapeutische Optionen	36
3.2.4.1.	Grundsätzliche Überlegungen zur Therapie	37
3.2.4.2.	Behandlungsoptionen bei Infektionen der Harnwege	37
3.2.4.3.	Invasive Infektionen durch ESBL-bildende *Enterobacteriaceae*	38
3.3.	Klasse-C-β-Laktamasen	38
3.4.	Carbapenemasen	40
3.4.1.	Klasse-A-Carbapenemasen	40
3.4.2.	Klasse-B-Carbapenemasen (Metalloenzyme)	40
3.4.3.	Klasse-D-Carbapenemasen	41
3.4.4.	Diagnostik und Therapie	41
3.5.	Hygienemanagement	42

4.	Ausblick	44
5.	Literatur	46
6.	Glossar	48
	Index	52

Einführung

1. Einführung

Die Bevölkerung hat heutzutage eine hohe Lebenserwartung wie nie zuvor. Basis dafür sind allgemein gute Lebensbedingungen und die Möglichkeiten der modernen Spitzenmedizin. Hier ist an vorderster Front die Bekämpfung von Infektionen durch Antiinfektiva, in erster Linie Antibiotika zu nennen. Umgekehrt ist aber eine der großen Herausforderungen der modernen Spitzenmedizin das Problem, bei der Therapie von infizierten Patienten mit resistenten Erregern konfrontiert zu sein. Multiresistente Erreger verursachen Therapieprobleme besonders bei schwer Kranken, Immunsupprimierten und breit antibiotisch behandelten Patienten. Dazu kommt noch der permanente Wettlauf zwischen der Entstehung neuer Resistenzformen und der Entwicklung neuer Substanzen, genährt durch das Schreckgespenst unzerstörbarer omniresistenter Stämme.

Seit langem erfährt daher die MRSA-Problematik zu Recht große Aufmerksamkeit, allerdings wurden dadurch andere Resistenzen etwas in den Schatten gestellt. So wurden ESBL-Stämme bis vor wenigen Jahren vergleichsweise wenig beachtet und in ihrer Bedeutung teilweise wohl auch unterschätzt. Mittlerweile wird in vielen Krankenhäusern in Österreich ein Rückgang der MRSA verzeichnet, während es zu einer starken Zunahme von ESBL-bildenden Bakterien kommt. Im letzten Jahr haben sich in mehreren Spitälern die MRSA- und ESBL-Kurven gekreuzt, es wurden also erstmals mehr ESBL-bildende Bakterien als MRSA aus klinischem Material nachgewiesen.

Das vorliegende Buch will sich daher beiden in gleicher Weise widmen.

1.1. Evolution der Arten

Die Mechanismen, die zur Vielfalt der heutigen Resistenzen geführt haben, sind auch Grundlage für die Evolution der Arten. Seit der Antike beschäftigten sich Naturwissenschaftler und Philosophen mit den Phänomenen, die zur Entstehung der Artenvielfalt geführt hatten. Die Kernfragen dabei sind, ob Leben ein- oder mehrmals entstanden ist und ob sich Arten ändern können oder nicht. Die Theorie von der Konstanz der Arten geht davon aus, dass Arten sich nicht verändern und es daher ebenso viele Ursprünge des Lebens wie vorhandene Arten geben muss. Nach der Theorie des Transformismus sind zwar Änderungen der Arten in progressivere Formen, aber keine Aufspaltungen möglich. Die heute allgemein anerkannte Evolutionstheorie schließlich vertritt die Ansicht, dass Leben nur einmal entstanden ist, und Arten veränderlich sind. Der gegenwärtige Formenreichtum ist das Produkt von Aufspaltung und Umwandlung der Arten im Lauf der Erdgeschichte.

Jean Baptiste Lamarck (1744-1829) postulierte, dass sich ein Organismus aufgrund neuer Umweltbedingungen und Bedürfnisse ändern, und die so angepasste Variante diese Änderungen dann vererben würde.

Ganz anders interpretierte der große Antipode Charles Darwin (1809-1882) die Mechanismen, die zur heutigen Artenvielfalt geführt hatten: Nicht der Organismus verändert sich zielgerichtet, sondern die zufällig entstandene aber gut an die Umgebung angepasste Variante wird durch natürliche Auslese bevorzugt. Mit dieser Theorie und dem Namen Darwin werden Begriffe wie "Kampf ums Dasein" oder "Überleben des Stärksten" assoziiert.

Eine spätere Erklärung für diese Phänomene ergab sich durch die zunächst kaum beachteten, aber letztlich bahnbrechenden genetischen Arbeiten von Gregor Mendel (1822-1884). Durch seine Untersuchungen und die von ihm 1866 formulierten Gesetze erklärt sich überzeugend, dass nur genotypisch fixierte Eigenschaften vererbt werden.

Die wesentlichen Faktoren des heute anerkannten Evolutionsmechanismus sind Mutation, Rekombination, Selektion, Adaptation und Isolation. Mutation bedeutet die zufällige Änderung des genetischen Materials, quasi als eine Sonderform kann die Rekombination angesehen werden, die eine neue Anordnung des Genoms und damit eine zusätzliche Mischung des Ausgangsmaterials bewirkt, wie sie bei sexueller Fortpflanzung im Rahmen der Meiose auftritt. Die weitere Existenz der Mutanten ist von ihren Eigenschaften abhängig: durch Nachteile beeinträchtigte Varianten, also Organismen mit geringer Fitness, werden vom Wildtyp verdrängt und verschwinden wieder. Vorteilhafte Veränderungen gegenüber dem Ausgangstyp führen zu Verschiebungen innerhalb der

Population, die zuletzt von den Mutanten dominiert wird. Durch ständige Selektion adaptiert sich also eine Population an die Umgebungsbedingungen. Ereignisse, die die Umgebungsbedingungen für eine Population nachhaltig verändern, können zur Isolierung von Populationen führen. Einerseits bedeutet dies eine Einschränkung der genetischen Mischungsmöglichkeiten, andererseits können jedoch ursprünglich nachteilige Mutanten plötzlich einen Selektionsvorteil aufweisen.

1.2. Formen und Grundlagen bakterieller Resistenz

Bei Resistenz unterscheidet man prinzipiell zwischen natürlicher und erworbener Resistenz. Im ersten Fall besteht keine Wirkung der gewählten Substanz auf den Mikroorganismus in seiner ursprünglichen Form ("Wildtyp"), im zweiten Fall hat ein ursprünglich sensibler Mikroorganismus seine Empfindlichkeit verloren. Klinisch relevant ist dieses Problem natürlich in erster Linie bei bakteriellen Infektionen, aber auch Pilze (z.B. Fluconazol-Resistenz bei *Candida* spp.), Viren (z.B. Proteaseinhibitoren-Resistenz bei HIV) und Parasiten (z.B. Chloroquin-Resistenz bei Plasmodien) sind – mit gewaltigen Auswirkungen für die Therapie – davon betroffen.

In funktioneller Hinsicht liegen die Ursachen für Resistenz in der Verringerung oder totalem Verlust der Affinität der gewählten antimikrobiellen Substanz zur Zielstruktur (1), in ihrer Inaktivierung durch vom Erreger gebildete Enzyme (2) oder durch behinderten oder gänzlich unterdrückten Durchfluss zum Zielort durch verminderte Penetration oder aktiven Efflux (3). Bei den β-Laktamantibiotika, der größten Antibiotikagruppe, ist die Laktamasebildung der häufigste Mechanismus, aber auch die anderen Resistenzmechanismen kommen vor, z.B. veränderte Zielmoleküle (bei β-Laktamantibiotika sind es die Penicillin-Bindeproteine), Permeabilitätshindernisse (Reduktion oder Verlust von Porinen) und Efflux. Als Beispiele seien genannt: Die in diesem Buch beschriebene MRSA-Problematik ist ein Affinitätsproblem (1), und das ESBL-Phänomen eine Inaktivierung des Antibiotikums durch Enzyme (2). Bei *Pseudomonas aeruginosa* ist ein Verschluss der in der äußeren Membran lokalisierten Porinkanäle ein typischer Resistenzmechanismus (3).

Insbesondere in Zusammenhang mit erworbener Resistenz werden immer wieder Prinzipien der Evolution verkannt. Resistenz als solche wird negativ qualifiziert, obwohl sie nur dann problematisch ist, wenn sie zu einer Einschränkung der therapeutischen Optionen führt. Auch wird der Einsatz von Antibiotika oftmals mit automatischer Resistenzentwicklung gleichgesetzt – so ist immer wieder zu hören, "resistente Stämme seien unter Therapie entstanden". Bakterien mit Resistenz haben die genetische Information dafür entweder im Chromosom oder in Plasmiden gespeichert, empfindliche Stämme haben ein Erbgut ohne Information für die entsprechenden Resistenzfaktoren. Sie können daher nur durch Veränderung ihres genetischen Materials, also durch Mutation, resistent

Erreger	β-Laktamasen	Porine↓, Efflux↑	Veränderte PBP
Staphylokokken	+++		+++
Pneumokokken			+++
Enterokokken	+		+++
Gonokokken	++		+
Haemophilus	+++		+
E. coli	+++	+	
Klebsiella	+++	++	
Proteus	+++	+	(+)
Enterobacter	+++	++	
Pseudomonas	+	+++	
Acinetobacter	++	++	(+)

Tab. 1.1: Bedeutung der Resistenzmechanismen gegenüber β-Laktamen bei verschiedenen Erregern.
Relevanz: +++ = stark; ++ = mittel; + = gering; (+) = nur Hinweise, ungenügende Information.

werden. Mutation ist, unabhängig von ihrer Frequenz, zufällig, und der Zufall hat kein Gedächtnis! Dies bedeutet, Stämme können niemals – aus der Sicht des Erregers – zielgerichtet durch Therapie resistent werden. Es können nur bereits vorhandene Stämme, die eine Resistenz aufweisen, durch einen Überlebensvorteil selektiert werden.

1.3. Mutation von Bakterien

Bakterien vermehren sich asexuell durch Querteilung, wobei im Rahmen der Verdopplung des genetischen Materials zufällige Fehler, also Mutationen auftreten können. Diese manifestieren sich – wie bei Eukaryoten auch – als Punktmutationen (Tausch einzelner Basen), Inversion (Umkehr von DNA-Abschnitten), Deletion (Verlust von DNA-Abschnitten), Duplikation (Verdopplung von DNA-Abschnitten) oder Insertion (Einbau von DNA-Abschnitten).

Rekombination kann bei Bakterien durch sogenannte parasexuelle Vorgänge stattfinden. Bei der Konjugation werden DNA-Abschnitte im Rahmen eines Paarungsprozesses direkt von einer auf die andere Bakterienzelle übertragen. Dabei können Plasmide oder Transposone übertragen werden, die in dem Bakterium bisher nicht determinierte Eigenschaften, wie zum Beispiel Resistenz oder Virulenzfaktoren kodieren. Als weitere Mechanismen des interzellulären Transfers von Erbgut gelten die Transformation, in deren Verlauf "nackte" DNA-Abschnitte aufgenommen werden und die Transduktion, der Gentransfer mittels bestimmter Viren, der sogenannten Bakteriophagen.

Bakterien können durch diese Vorgänge flexibel auf Umweltveränderungen reagieren. Obwohl die Wahrscheinlichkeit einer spezifischen Mutation mit etwa 10^{-9}/Zellteilung sehr niedrig erscheint, relativiert sich dieser Wert durch eine geringe Generationszeit (15-20 Minuten) und hohe Bakterienkonzentrationen (z.T. mehr als 10^9-10^{10} Bakterien) bei einigen Infektionen. Wenn man diese Bakterienzahlen mit der spontanen Mutationsrate in Beziehung setzt, wird deutlich, dass eine resistente Bakteriensubpopulation bei Infektionen vorhanden sein kann. Diese Subpopulation wird zumeist während einer Antibiotikatherapie durch die körpereigene Abwehr – gewissermaßen nebenbei – beseitigt. Bei Immunsuppression oder bei besonders schwer verlaufenden Infektionen kommt dieser Subpopulation jedoch eine wesentliche Bedeutung für ein Therapieversagen und die Resistenzamplifikation zu.

Ein klassisches Beispiel ist die Tuberkulose. Schon vor Jahrzehnten wurde erkannt, dass eine antituberkulöse Monotherapie zur Selektion der resistenten Subpopulation führt. Dem Patienten geht es zunächst durch die Senkung der Keimlast (empfindliche Bakterienpopulation) besser. Die resistenten Bakterien vermehren sich jedoch weiter und substituieren schließlich die empfindliche Wildtyppopulation. Der Patient erleidet einen Rückfall. Wird der Patient anschließend mit dem nächsten Antibiotikum behandelt, so wiederholt sich dieses Spiel, welches zwangsläufig in einer Multiresistenz der Bakterien gipfelt. Im Fall der Tuberkulose führte diese Erkenntnis zu der Postulierung einer Kombinationstherapie von Beginn an.

Wesentlich effizienter als Spontanmutationen führt die Aufnahme von neuen DNA-Abschnitten zur Resistenz. Durch Weitergabe von Resistenzdeterminanten auf Plasmiden oder Integrons können Resistenzen nicht nur vertikal auf die Nachkommen der resistenten Bakterien, sondern auch horizontal innerhalb einer Population und selbst über Speziesgrenzen hinweg weitergegeben werden. Der Erwerb von Resistenzdeterminanten führt häufig zu einem Funktionsgewinn (z.B. Bildung einer β-Laktamase oder eines zusätzlichen, weniger empfindlichen Targets wie beim Methicillin-resistenten *Staphylococcus aureus*).

1.4. Evolution bakterieller Resistenz

Erworbene Resistenz entsteht also zufallsbedingt durch die geschilderten Vorgänge. Durch Selektion derart entstandener einzelner Stämme entwickelt sich aus einer empfindlichen eine resistente Population. Das bedeutet, die Information für Resistenz muss – ob exprimiert oder nicht exprimiert – als DNA vorhanden sein. Viele Resistenzen sind klinisch nicht relevant, und die Stämme verschwinden aufgrund natürlicher Auslese wieder, oft auch weil sie biologische Nachteile gegenüber den Wildstämmen aufweisen. So bedeutet zum Beispiel die zusätzliche Produktion eines Antibiotika-hydrolysierenden Enzyms oft zusätzlichen Energieaufwand. Falls die Bakterien jedoch im

Rahmen der Therapie gegenüber antimikrobiellen Substanzen exponiert werden, die nur gegen die Wildstämme wirksam sind, werden sie durch den Selektionsdruck auf Kosten der normalen Stämme aus der Population hochgezüchtet. Außerdem können derartige Stämme durch hygienisch fehlerhaftes Verhalten von Patient zu Patient übertragen werden.

Patienten mit stark herabgesetztem Immunsystem sind besonders infektionsgefährdet und müssen daher oft mit breit wirksamen Substanzen therapiert werden. Dies bedeutet einen Selektionsvorteil für multiresistente Bakterien. Die Patienten werden daher leicht zum Träger und damit auch zur möglichen Infektionsquelle derartiger Erreger. Falls es zur Übertragung auf andere Patienten kommt und bei auf diesem Weg Infizierten durch die antibiotische Therapie daher ebenfalls ein Selektionsvorteil für die Stämme besteht, ist das Überleben der nun resistenten Population gesichert. Als Beispiel hierfür sei die antibiotikaassoziierte pseudomembranöse Colitis durch Toxine von *Clostridium difficile* genannt: Nur wenige Prozent der Bevölkerung beherbergen dieses Bakterium überhaupt im Darm, außerdem kommt es zu keinen klinischen Symptomen, weil der Erreger im Gleichgewicht mit der Normalflora steht. Bei Therapie mit bestimmten Antibiotika wird ein erheblicher Teil der physiologischen Darmflora zerstört, die resistenten Clostridien hingegen überleben in einem nun völlig veränderten Milieu, werden selektiert und führen durch die von ihnen produzierten Toxine zur Colitis. Die wegen der Colitis mit dem Stuhl vermehrt ausgeschiedenen Erreger sind als Sporen sehr umweltstabil und können leicht auf Nachbarpatienten, die bisher nicht Keimträger waren, übertragen werden. Bei ähnlichem Antibiotikaregime beginnt die Selektion neuerlich, so dass möglicherweise nach kurzer Zeit eine weit über der üblichen Prävalenz liegende Infektionsquote besteht.

Lange Zeit galt es als Dogma in der Mikrobiologie, dass Resistenzen zwangsläufig zu einem Fitnessverlust führen. Diese Assoziation von Resistenz mit Fitnessverlust nährte die Hoffnung, dass ein reduzierter Antibiotikaeinsatz automatisch – durch natürliche Selektion – zu einem Verschwinden der resistenten Bakterienpopulation führen muss. Forschungsergebnisse der letzten Jahre zeichnen jedoch ein differenzierteres Bild. Während im Labor (*in vitro*) generierte resistente Mutanten oft einen immensen Fitnessverlust verkraften müssen, treten solche Mutanten in der Natur (*in vivo*) selten auf. Tatsächlich isoliert man aus Patientenmaterial vor allem Bakterien mit Resistenzdeterminanten, die zu keinem oder nur einem sehr geringen Fitnessverlust führen. Kompensatorische Mutationen können den Fitnessverlust zudem weiter reduzieren.

1.5. Resistenznachweis durch die Mikrobiologie

Die Erwartung an das mikrobiologische Labor ist klar – es soll mittels Resistenztestungen eine Aussage über die Wirksamkeit bestimmter Antibiotika treffen. Die *in vivo* Situation bei einer Infektion ist jedoch deutlich komplexer als die standardisierten (damit aber auch reproduzierbaren) *in vitro* Testbedingungen des Labors. So erklären sich zum einen Therapieerfolge trotz resistenter *in vitro* Testung, zum anderen aber auch Therapieversagen bei *in vitro* Empfindlichkeit. Grundlage der Testung ist die Bestimmung der minimalen Hemmkonzentration (MHK). Lange Zeit wurde nach CLSI (*Clinical Laboratory Standards Institute*)-Empfehlungen gearbeitet. Seit einiger Zeit wird in Europa nach den Richtlinien des EUCAST (*European Committee on Antimicrobial Susceptibility Testing*) befundet.

EUCAST wurde 1997 von der ESCMID (*European Society of Clinical Microbiology and Infectious Diseases*) ins Leben gerufen, aber erst seit Einbindung der nationalen europäischen Komitees im Jahr 2002 ist es gelungen, zu einer Harmonisierung der europäischen Grenzwerte zu gelangen. Neben den klinischen Grenzwerten, die für Therapieentscheidungen herangezogen werden, definierte EUCAST auch epidemiologische Grenzwerte (so genannte "epidemiological (wild type) cut-offs" – ECOFF), um im Rahmen von epidemiologischen Resistenzmonitorings auch geringgradige Resistenzen detektieren zu können.

Als Vorarbeit wurden von den Wildtyppopulationen aller klinisch relevanten Bakterien die MHK-Verteilungen bestimmt. Als Wildtyp sind diejenigen Bakterien definiert, die keinen Resistenzmechanismus für ein fragliches Antibiotikum besitzen. Die Datenbank mit den MHK-Verteilungen ist im Netz verfügbar (http://www.eucast.org/

mic_distributions/) und kann Mikrobiologen und Infektiologen in Einzelfällen wichtige Informationen hinsichtlich einer Antibiotikawahl geben. Anhand der MHK Werte eines klinischen *E. coli* Isolats bei einer Sepsis kann sehr leicht festgestellt werden, für welche Antibiotika diese Werte innerhalb der Wildtypverteilung liegen. Befinden sich die MHK-Werte oberhalb der Wildtypverteilung, so ist davon auszugehen, dass das entsprechende Bakterium bereits einen Resistenzmechanismus akquiriert hat. Insbesondere für Therapieentscheidungen mit Gyrasehemmern ist dieses Wissen bedeutsam, da es in solchen Situationen unter Antibiotikatherapie zu einem Therapieversagen kommen kann.

Gegenüber CLSI bietet EUCAST einige Vorteile:

- Die Festsetzung der Grenzwerte erfolgt transparent anhand von pharmakokinetischen und pharmakodynamischen Daten, der MHK-Verteilung, klinischen Studien, etc. – entscheidungsrelevante Dokumente werden der Öffentlichkeit kostenfrei im Netz zur Verfügung gestellt (www.eucast.org).
- Die Festsetzung der Grenzwerte erfolgt im Rahmen eines Konsultationsprozesses in einer Konsensusentscheidung.
- Die festgesetzten Grenzwerte beziehen sich auf europäische Dosierungsrichtlinien und sind die anerkannten Grenzwerte der EMA (*European Medicines Agency*).
- Die Entscheidungsfindung ist unabhängig von kommerziellen Interessen; Pharmaunternehmen haben allenfalls beratende Funktionen.

Bei Bakterien, die β-Laktamasen mit erweitertem Wirkspektrum bilden, stellen die verschiedenen Penicilline, Cephalosporine und Carbapeneme unterschiedlich gute Substrate dar, so dass sich die ermittelten MHK-Werte zum Teil deutlich unterscheiden. In der Mikrobiologie gibt es Verfahren, die zur Identifizierung von Bakterien beitragen, die die klassischen, durch Clavulansäure hemmbaren, ESBL bilden. Aber selbst dieser Nachweis ist nur für *E. coli*, *Klebsiella* spp. und *Proteus mirabilis* standardmäßig etabliert. Für Spezies mit einem *ampC*-Gen geben weder EUCAST- noch CLSI-Empfehlungen hinsichtlich einer ESBL-Erkennung. Ferner gibt es keine standardisierten Empfehlungen zur Detektion von Bakterien mit plasmidkodierten AmpC β-Laktamasen. Es bleibt hier also den einzelnen Labors überlassen, ob und welche Screeningmethoden angewendet werden.

Sowohl CLSI als auch EUCAST (www.eucast.org) haben ihre Bewertungsmaßstäbe und Grenzwerte für β-Laktamantibiotika deutlich überarbeitet. So wurden u.a. die Grenzwerte für Cephalosporine und Carbapeneme deutlich reduziert und die Empfehlung ausgesprochen, die *in vitro* ermittelten Werte nicht mehr zu adaptieren. Die Entscheidung beruht auf Studien, die zeigen konnten, dass der Therapieerfolg einer β-Laktamantibiotikatherapie primär vom MHK-Wert und nicht vom Resistenzmechanismus abhängt. Die Zukunft wird zeigen, ob diese Annahme für alle β-Laktamasen und β-Laktamase bildenden Bakterien zutreffend ist. Die Entscheidung von CLSI und EUCAST bringt den Vorteil, dass es nicht zu Zeitverlusten bei der Mitteilung der Resistenztestung kommt, da Bestätigungstests nicht mehr abgewartet werden müssen.

In den meisten Fällen sind die Grenzwerte nach EUCAST niedriger als nach CLSI. Dieses spiegelt sich auch bei den Staphylokokken – und hier besonders bei den Aminoglykosiden, Makroliden, Lincosamiden und Tetrazyklinen – wider. Für Vancomycin sind die Grenzwerte von EUCAST ($R > 2$ mg/l) und CLSI ($R \geq 16$ mg/l) für *S. aureus* ebenfalls unterschiedlich. Klinische Daten deuten darauf hin, dass allerdings schon bei MHK-Werten oberhalb von 1 mg/l deutlich schlechtere Therapieerfolge erzielt werden, so dass in diesen Fällen Alternativantibiotika wie Linezolid oder Daptomycin in Betracht gezogen werden sollten.

1.6. Strategien gegen bakterielle Resistenz

Folgende Gesetzmäßigkeiten bestimmen den Zusammenhang zwischen Antibiotikaeinsatz und bakterieller Resistenz:

- Bakterielle Resistenz gegenüber Antibiotika entsteht nicht durch schrittweise Entwicklung von Toleranz des einzelnen Bakteriums, sondern durch genetische Änderungen, einerseits durch Mutationen, andererseits durch Einbau neuer Gene
- Bei bestimmten Bakterienspezies können diese genetischen Änderungen durch interzellulären Transfer übertragen werden

- Die Wirkung eines Antibiotikums kann dazu führen, dass sich die mutierte Subpopulation vermehrt und schrittweise den ursprünglichen Typ verdrängt
- Nach Absetzen des Antibiotikums ist es möglich, dass der empfindliche Stamm den resistenten langsam wieder verdrängt
- Weitere Mutationen eines resistenten Stammes können zu gesteigerter Resistenzhöhe führen, so dass eine Dosiserhöhung nur einen vorübergehenden Effekt zeigt
- Geringe Konzentrationen von Antibiotika, die das bakterielle Wachstum nur schwach hemmen, können resistente Stämme selektieren
- Resistenz gegenüber einer bestimmten Substanz kann auch Kreuzresistenz gegenüber anderen Antibiotika bedeuten, besonders wenn sie chemisch verwandt sind

Vermeidbare Fehler und sinnvolle Strategien gegen Antibiotikaresistenzen lassen sich aus den genannten Aspekten ableiten: Mutationen sind zwar nicht zu vermeiden, aber die Selektion wird durch unnötig breites Wirkspektrum, Unterdosierung oder zu lange Applikation antimikrobieller Substanzen gefördert. Durch rationalen und zurückhaltenden Einsatz von Antibiotika kann daher die primäre Selektion von resistenten Populationen verhindert oder zumindest minimiert werden. Ob durch verminderten Einsatz einer Antibiotikaklasse jedoch automatisch die Uhr zurückgedreht werden kann und Resistenzraten vermindert werden können, ist zweifelhaft. Oft tragen Bakterien Resistenzdeterminanten gegen mehrere Antibiotikaklassen, so dass trotz verminderter Gabe eines bestimmten Antibiotikums die weitere Resistenzamplifikation durch Koselektion erfolgt. Fehler im hygienischen Verhalten führen zur Ausbreitung resistenter Stämme. Besonders, wenn noch sehr wenige resistente Stämme einer bestimmten Spezies zirkulieren, sind strenge Maßnahmen gegen die Ausbreitung wichtig. In skandinavischen Ländern konnte durch rigorose Isoliermaßnahmen die Ausbreitung von MRSA erfolgreich verhindert werden.

Infektionserfassung, exakte Diagnostik und korrekter Einsatz von Antibiotika müssen gut aufeinander abgestimmt sein, daher ist eine gute Kommunikation der betroffenen Institutionen außerordentlich wichtig. Außerdem hat die disziplinierte Einhaltung gebotener Hygienemaßnahmen höchsten Stellenwert.

MRSA

2. MRSA

2.1. Entwicklung und Definition

2.1.1. Historische Entwicklung von Penicillin

Im September des Jahres 1928 kam es im Impflabor des *St. Mary's Hospital* in London zu – wie so oft rein zufällig – einer der entscheidenden Entdeckungen der Medizin. Der Bakteriologe Alexander Fleming (1881-1955), der dort seine Forschungen mit Staphylokokken betrieb, merkte, dass auf einer seiner Agarplatten eine fremde Kolonie gewachsen war. Es handelte sich dabei um die Kultur eines offenbar aerogen auf die Platte übertragenen Schimmelpilzes und Fleming beobachtete, dass die Staphylokokkenkolonien in der Umgebung der Pilzkolonie durchsichtig waren und wie aufgelöst schienen. Er beobachtete also die lytische Wirkung des Schimmelpilzes und postulierte, dass durch den Pilz eine Substanz in den Nährboden abgegeben würde, die das Wachstum der Bakterien hemmt. Er sprach zuerst von Schimmelsaft, -filtrat oder -flüssigkeit, am 7. März 1929 verwendete er erstmals den Begriff Penicillin als Bezeichnung für jene Stoffwechselprodukte, die von *Penicillium notatum* oder *Penicillium chrysogenum* produziert werden.

Am 10. Mai 1929 reichte Fleming seinen Bericht im *British Journal of Experimental Pathology* ein, im Juni desselben Jahres erschien die Arbeit. Fleming erkannte offenbar bereits damals die Möglichkeiten die sich aus seiner Entdeckung ergaben und fasste sie in seiner ersten Publikation auch zusammen: besonders sei Penicillin gegen pyogene Kokken wirksam und er vermutete, dass es sich möglicherweise um ein effizientes Antiseptikum handelte, das auf Areale aufgetragen bzw. in sie injiziert werden könnte, die mit Penicillin-empfindlichen Mikroben infiziert sind.

Fleming konnte Penicillin allerdings noch nicht isolieren, erst 1940 gelang es Boris Chain und Howard Walter Florey, Penicillin in gereinigter und konzentrierter Form herzustellen. Es sollte noch einige Zeit dauern bis es möglich war, Penicillin in genügender Menge herzustellen, um es zu therapeutischen Zwecken einzusetzen. Nicht zuletzt durch die Auswirkungen des 2. Weltkrieges kam es aber bald in den 40er Jahren zu großer Produktion und Einsatz von Penicillin. Fleming, der 1944 zum Sir geadelt wurde, sowie Chain und Florey erhielten 1945 gemeinsam den Nobelpreis für Medizin.

2.1.2. Staphylokokken, Penicillin und Penicillinasen

Staphylokokken vermehren sich wie alle Bakterien durch Querteilung. Die Zellwand besteht aus einem Netzwerk aus Glykoproteinen. Für die Synthese der neuen Zellwand sind Penicillinbindeprotein (PBP)-Enzyme für die Murinsynthese verantwortlich; sie katalysieren den Zubau von Peptidoglycan-Elementen zur bereits bestehenden Zellwand. Es gibt verschiedene PBP, die nach ihrem Molekulargewicht geordnet und nummeriert werden. Bei Staphylokokken finden sich die PBP 1-4, wobei nur PBP 2 und 3 essentiell für Murinsynthese und normales Wachstum sind. Die Wirkung der β-Laktamantibiotika auf *Staphylococcus aureus* beruht auf einer kovalenten Bindung der PBP, wobei die Affinität des Penicillin G besonders hoch ist.

Waren im Jahre 1941 noch nahezu alle *S. aureus* uneingeschränkt gegen Penicillin empfindlich, gab es bereits im Jahre 1944 etliche klinische Isolate, die zur Bildung von Penicillinasen fähig waren. Durch diese Enzyme wird das Penicillin hydrolysiert und kann daher seine Wirkung nicht entfalten. Heute ist ein Großteil der klinischen Isolate Penicillinasebildner, die Prävalenz schwankt zwischen 85 und 95 %. Konsequenz davon ist, dass eine Therapie nur mit penicillinasefesten β-Laktamen möglich ist. Staphylokokken sind die einzigen klinisch relevanten Gram-positiven Kokken, die Penicillinase bilden, was auch erklärt, warum zum Beispiel Patienten mit rein durch β-hämolysierende Streptokokken hervorgerufene Infektionen nach wie vor ausgezeichnet mit Penicillin behandelt werden können.

Das Problem der Penicillinasebildung kann aus therapeutischer Sicht grundsätzlich auf zwei Wegen gelöst werden. Einerseits kann dem Penicillin eine Zusatzsubstanz beigefügt werden, deren Aufgabe darin besteht, die von den Bakterien produzierten Penicillinasen zu blockieren. Bekanntestes Beispiel hierfür ist Amoxillin + Clavulansäure, weitere Varianten sind Ampicillin + Sulbactam, sowie Piperacillin + Tazobactam. Durch die Blockade der Enzyme kann das Penicillin unbehelligt die Penicillin-Bindeproteine in der Bakterienwand hemmen. Die zweite Möglichkeit, therapeutisch gegen die Penicillinasen vorzugehen, bestand darin, penicillinasefeste Betalaktame einzusetzen. Die Muttersubstanz der penicillinasefesten Penicilline ist das Methicillin. Weiters sind hier zu nennen Oxacillin, Cloxacillin, Flucloxacillin, ebenso stabil gegen die Penicillinasen von *Staphylococcus aureus* sind die Cephalosporine.

2.1.3. Methicillinresistenz

Staphylococcus aureus ist weltweit verbreitet und ein gewöhnlicher Besiedler von Haut und Schleimhaut des Menschen und zahlreichen Tierarten. Die bevorzugten Körperregionen einer asymptomatischen Kolonisierung sind Nasenvorhöfe und Rachen.

1959 wurde Methicillin in England eingeführt, bereits 1961 erschien ein erster Bericht über Stämme von *Staphylococcus aureus* mit Resistenz gegenüber Methicillin (MRSA). Laut CLSI gilt ein Stamm mit einer MHK von ≥16 mg/l Methicillin als resistent. Konsequenz ist darüberhinaus Resistenz gegen so gut wie alle verfügbaren β-Lactamantibiotika, also auch Oxacillin, Cloxacillin, Flucloxacillin, alle Cephalosporine außer Ceftarolin und alle Carbapeneme.

■ **Mechanismus**

Zusätzlich zu den vier normalen PBP wird ein weiteres PBP, nämlich PBP 2a (oder PBP 2') synthetisiert. Dieses PBP 2a ist eine Transpeptidase mit einem Molekulargewicht zwischen den normalen PBP 2 und PBP 3 und hat eine sehr geringe Affinität zu β-Lactamantibiotika. Trotz Blockade der normalen PBP ist daher die Funktion von PBP 2a nicht gestört und Zellwandsynthese und Umbau können trotz Blockade weitergehen.

Voraussetzung für die Synthese von PBP 2a ist das Vorhandensein des sogenannten *mecA*-Gens. Dieses zusätzliche Strukturgen ist chromosomal lokalisiert und bei den empfindlichen Stämmen nicht vorhanden. Diese PBP 2a-Synthese kann entweder konstitutiv oder durch Induktion mittels β-Lactamantibiotikum erfolgen. Offenbar ist die *mec*-Region eine geeignete Stelle im Chromosom, in der auch andere Resistenzgene integriert werden können. Deshalb sind Methicillin-resistente Stämme oftmals auch gegen viele andere Antibiotika resistent. Empfindlichkeit bestand bis vor kurzem uneingeschränkt gegen die Glykopeptide Vancomycin und Teicoplanin. Seit 1998 sind Stämme mit eingeschränkter Glykopeptidempfindlichkeit bekannt. Oftmals aber regional sehr unterschiedlich besteht Empfindlichkeit gegen Fusidinsäure, Rifampicin, Clindamycin und Fosfomycin. Für den therapeutischen Einsatz dieser Substanzen ist daher das Ergebnis des Antibiogramms entscheidend.

2.2. Epidemiologie von MRSA

Die Evolution von MRSA wirft nach wie vor viele Fragen auf. 1959 wurde Methicillin eingeführt, 1961 gab es in Polen bereits 10 % MRSA, obwohl dort Methicillin und ähnliche Substanzen nicht erhältlich waren. Jedenfalls ist die Methicillinresistenz wenige Male, möglicherweise ein einziges Mal entstanden, und hat sich schrittweise ausgebreitet. Seit 1975 kam es, bedingt durch die Ausbreitung weniger MRSA-Klone, zu einer dramatischen Zunahme von MRSA mit heute weltweiter Verbreitung. Die Häufigkeit von MRSA ist geographisch-regional (z.B. Süd-Nord-Gefälle und in Westeuropa, ☞ Abb. 2.1), aber auch von Krankenhaus zu Krankenhaus und innerhalb eines Krankenhauses oder einer Gesundheitseinrichtung unterschiedlich. Selektion durch Antibiotika spielt hier natürlich eine wesentliche Rolle. Schwerkranke Patienten werden breiter therapiert; die Chance, dass MRSA, vor allem wenn sie multiresistent sind, selektiert werden, ist sehr hoch. So wird das Phänomen in großen Spitälern mit Schwerpunktbetreuung und Intensivmedizin eher beobachtet als in kleinen Spitälern oder Pflegeheimen.

Die Häufigkeit von MRSA nimmt sowohl mit der Größe und den Schwerpunkten eines Krankenhauses, als auch mit der Schwere der Grunderkrankung und Polymorbidität der Patienten zu. Für MRSA-Patienten entstehen zusätzliche Kosten, die für den zusätzlichen medizinischen Versorgungsaufwand pro Patient mit 5.000 bis 20.000 Euro angegeben werden.

Zwischen 1980 und 2000 wurden vermehrt MRSA-Stämme bei Patienten ohne vorherige Kontakte zu medizinischen Einrichtungen bzw. ohne Grunderkrankungen gefunden. Der klini-

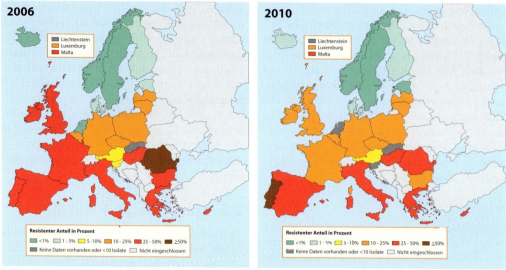

Abb. 2.1: MRSA Nord-Süd-Gefälle in Europa im Vergleich 2006 (links) und 2010 (rechts). Quelle: TESSy – The European Surveillance System.

sche Verlauf dieser Infektionen unterschied sich von nosokomialen Infektionen durch MRSA. Von den CDC wurde daraufhin eine epidemiologisch-basierte Defintion vorgeschlagen, in der *"hospital-associated MRSA"* (HA-MRSA) und *"community-associated MRSA"* (CA-MRSA) abgegrenzt werden. Erst in den letzten Jahren wurde durch das Auftreten weiterer Stämme, die ebenfalls nicht spitalsassoziiert auftraten, klar, dass eine dritte Form abgegrenzt werden kann, die sogenannten *"live-stock-associated MRSA"* (LA-MRSA), also Stämme, die durch Tierkontakt (hauptsächlich Schweine) auf den Menschen übertragen werden können (zuerst beschrieben in den Niederlanden und Dänemark, dann auch in Deutschland und Österreich).

Mittlerweile ist deutlich geworden, dass der größte Teil von MRSA, die außerhalb von medizinischen Einrichtungen gefunden werden, nicht aus dem Krankenhaus "entlaufene" HA-MRSA-Stämme sind, sondern CA-MRSA, die sich bzgl. ihrer genetischen Ausstattung (*"core"*-Genom, spezifische Virulenz- und Resistenzfaktoren), den assoziierten Krankheitsbildern (meist Haut-/Weichteilinfektionen) und ihrem epidemiologischen Verhalten (Ausbreitungswege, betroffene Patienten) grundlegend von HA-MRSA unterscheiden. CA-MRSA sind in den USA und anderen Ländern innerhalb weniger Jahre zu einem der häufigsten Verursacher von ambulant erworbenen eitrigen Infektionen geworden. CA-MRSA stellen wegen der neuartigen Kombination von Resistenz und Virulenz neue Anforderungen an die Diagnostik, Therapie und Hygiene bei eitrigen Infektionen in- und außerhalb des Krankenhauses. Somit gilt heute: MRSA ist nicht gleich MRSA!

Das resistenzvermittelnde *mecA*-Gen ist Bestandteil eines mobilen Genelementes, welches SCC*mec* (*staphylococcal chromosome cassette mec*) genannt wird. Die HA-MRSA tragen vornehmlich größere Resistenzkassetten, die nach Integration in das bakterielle Genom zu einem Fitnessverlust (z.B. verminderte Teilungsrate) führen. Die CA-MRSA beherbergen kleinere Resistenzkassetten, die kaum einen Fitnessverlust verursachen. Zudem können kleinere Kassetten effizienter zu anderen Staphylokokken transferiert werden. Hierin liegt wahrscheinlich der Grund, dass CA-MRSA dem Kolonisationsdruck durch nicht resistente *S. aureus* Stämme standhalten können und wesentlich weniger klonal sind als HA-MRSA.

MRSA-Infektionen werden üblicherweise nicht als Zoonose betrachtet, obwohl Kreuzinfektionen zwischen Tieren und Menschen auftreten. Diese Übertragungen erfolgten in der Vergangenheit zumeist vom Menschen auf das Tier und stellten daher für Tiere eher eine "Humanose" dar. Veröffentlichungen der letzten Jahre revidieren dieses Bild und zeigen ein ausgedehntes zoonotisches Reservoir bestimmter MRSA-Klone. Der MRSA-Klon vom Sequenztyp 398 (ST398) konnte in hoher Prävalenz im Nutztierbestand (v.a. bei Schweinen und Kälbern) nachgewiesen werden und tritt als nasaler Besiedler und Infektionserreger bei Menschen im ländlichen Umfeld auf. Bisherige Daten zeigen, dass Mensch zu Mensch Übertragungen des neuen MRSA ST398 selten sind und dass das pathogene Potential geringer als bei den zirkulierenden CA-MRSA und HA-MRSA ist. Eine Sorge ist die Ausbreitung des MRSA ST398 im Gesundheitssystem durch Anpassung des MRSA-Klons an den Menschen und die Akquirierung zusätzlicher Pathogenitätsfaktoren. Die durch vermehrte Hygiene- und Bekämpfungsmaßnahmen rückläufige MRSA-Prävalenz in einigen europäischen Ländern könnte so konterkariert werden. Eine Dekolonisation von Tierhaltern erscheint wenig erfolgversprechend, da sie in permanentem Kontakt zu besiedelten Tieren stehen. Zudem würden wiederholte Sanierungsversuche von Mensch und Tier zwangsläufig zur Resistenzentwicklung gegen das eingesetzte Mupirocin führen.

Die relativ hohe Besiedlungsrate mit MRSA bei Personen aus dem ländlichen Bereich (z.T. über 10 %) sollte bei der empirischen Antibiotikatherapie von Infektionen und den zu treffenden Hygienemaßnahmen berücksichtigt werden. Zudem sollte grundsätzlich eine mikrobiologische Untersuchung mit Resistenzbestimmung der *Staphylococcus aureus*-Isolate erfolgen. Mit Linezolid, Synercid, Daptomycin und Tigecyclin stehen neue Therapieoptionen zur Behandlung des MRSA zur Verfügung. Verglichen mit einer Vancomycin-Therapie führen die neuen Antibiotika zu gleichwertigen, aber zumeist leider nicht besseren Resultaten. Besonders die Behandlung der durch MRSA verursachten Pneumonie und Sepsis bleibt somit problematisch.

Wie für jede Antibiotikaresistenzproblematik gilt auch für MRSA, dass die Verbreitung gefördert wird durch unkontrollierte Antibiotikatherapie und schlechte Hygiene. Die Verbreitung von **HA-MRSA** erfolgt dabei vorwiegend über Versorgungsnetze (Gesundheitseinrichtugnen), die von **LA-MRSA** über Produktionsnetze (Tier-/Fleischverarbeitungsindustrie) und die von **CA-MRSA** über soziale Kontakte.

2.3. Nachweis von MRSA

Die Methicillinresistenz ist intrinsisch, wird allerdings nur heterogen in einer Population exprimiert (10^{-4}-10^{-6}). Dieses Phänomen der Heteroresistenz ist stark von Umgebungstemperaturen abhängig, Diese Bedingungen müssen daher auch bei der Diagnostik bedacht werden. Die Expressionskriterien müssen im Laboratorium berücksichtigt werden. Spezielle Bedingungen sind daher einzeln oder in Kombination nötig: Temperatur 30-35°C, Kochsalzgehalt im Agar 2-5 %, dichte Einsaat, sowie 48 Stunden Bebrütung. Außerdem kann eine Oxacillin-Platte herangezogen werden (Oxacillin in den Agar eingegossen), sowie eine MHK-Bestimmung mittels Epsilometertest durchgeführt werden. Im Übrigen bilden klinische MRSA-Isolate meist auch Penicillinase.

Vielfach repräsentiert der MRSA-Nachweis nur eine Besiedlung und keine Infektion, da ein Keimträgertum mit *Staphylococcus aureus* möglich ist (ca. 20 % der Bevölkerung). Die klassischen Stellen sind Nase, Haut (vor allem bei Ekzemen) und Perineum. Daher kann dieses Keimträgertum nach Übertragung von einer Infektionsquelle auch mit einem Methicillin-resistenten Stamm erfolgen. Sehr relevant sind die Grundkrankheit des Patienten und sein Immunstatus, so dass von asymptomatischer Besiedelung bis zur letztlich letal ausgehenden schweren Infektion alle Varianten möglich sind. Diskutiert wird immer wieder über eine Verringerung der Virulenz von MRSA, jedenfalls gibt es keinen Hinweis, dass die Virulenz von MRSA-Stämmen gesteigert ist.

2.4. Klinischer Stellenwert von MRSA

2.4.1. MRSA-Haut-/Weichteil-Infektionen im Zeitalter von CA-MRSA

Für unkomplizierte Weichteilinfektionen wie Haut- und Weichteilabszesse, die einer Inzision und/oder Drainage leicht zugänglich sind, ist der Einsatz von Antibiotika diskutabel. CA-MRSA verursachen häufiger als herkömmliche S. aureus (MSSA) **komplizierte Haut-/Weichteil-Infektionen**, die von mückenstichartigen Läsionen bis zu sehr schmerzhaften ausgedehnten Abszessen (bis 10 cm und mehr) reichen. Oft ist die Eintrittspforte dabei nicht erkennbar bzw. wird von Patienten als unbedeutend eingestuft. Bei bis zu 30 % der Patienten liegen multiple, rezidivierende Abszesse vor. Die Anzahl der Abszesse kann dabei über 100 und die Zeitdauer der Erkrankung über 10 Jahre betragen (= klassisches Bild einer Furunkulose durch S. aureus). Bei Personengruppen mit engem körperlichen Kontakt (z.B. Partner, Familie, Kontaktsportarten, Gefängnisinsassen) sind Ausbrüche bzw. ist ein Clustering möglich.

Auch tiefe Kompartimente (Innere Organe, Knochen, Gelenke, Herzklappen) können betroffen sein und zusammen mit myonekrotisierenden Infektionen auch bei immunkompetenten Menschen zu lebensbedrohlichen septikämischen Verläufen führen.

Als empirische Therapie für den ambulanten Patienten, wenn Inzision und/oder Drainage nicht möglich oder unzureichend sind und MRSA vermutet werden, stehen folgende orale Optionen zur Verfügung: Clindamycin, Trimethoprim-Sulfamethoxazol (TMP-SMX), Tetrazykline (Doxycyclin oder Minocyclin) und Linezolid. Wenn unklar ist, ob nicht auch β-hämolysierende Streptokokken (z.B. keine typische Abszessbildung, nicht-purulente Fasziitis) beteiligt sind, wären Clindamycin alleine oder TMP-SXT oder Tetrazykline in Kombination mit einem β-Lactamantibiotikum (z.B. Amoxicillin/Ampicillin) oder Linezolid alleine mögliche Therapieoptionen.

Rifampicin als Einzel- oder Kombinationspräparat wird *nicht* empfohlen.

Für den stationären Patienten mit komplizierter Haut-/Weichteil-Infektion sollte begleitend zum chirurgischen Débridement zu einer initialen Breitbandantibiose die Therapie mit MRSA-wirksamen Antibiotika kalkuliert werden.

■ Optionen

- Vancomycin i.v.
- Linezolid 2 × 600 mg p.o. oder i.v.
- Daptomycin 4 mg/kg KG 1 × tgl. i.v. (nur in Sonderfällen)
- Clindamycin 600-900 mg i.v. oder p.o. 3 × tgl. gemäß Sensibilitätstestung

■ Empfehlung für die Therapiedauer

- 7-8 Tage, muss aber an die individuelle Patientensituation bzw. an das klinische Ansprechen angepasst werden

Material zur kulturellen Anzucht der Erreger sollte in diesen Situationen, wann immer möglich, aus Abszess- und/oder eitrigem Weichteilmaterial gewonnen werden.

2.4.2. MRSA-Bakteriämie/Septikämie und MRSA-Endokarditis

■ Erwachsene mit "unkomplizierter" Bakteriämie

- Vancomycin oder Daptomycin (6-10 mg/kg KG i.v. 1 × tgl.) für mindestens 2 Wochen, für "komplizierte" Bakteriämie 4-6 Wochen ("unkompliziert" definiert als positive Blutkulturergebnisse + eines der folgenden Kriterien: Ausschluss von Endokarditis, keine implantierten Prothesen, *Follow-up*-Blutkulturen 2-4 Tage nach Abnahme der ersten Blutkultursets zeigen kein neuerliches Wachstum vom MRSA und keinen Hinweis auf septische Metastasierung)

■ Für Endokarditis

- Vancomycin oder Daptomycin (Dosierung wie oben) für 6 Wochen
- Zugabe von Gentamicin oder Rifampicin wird **nicht** empfohlen für Bakteriämie oder Nativ-Klappenendokarditis
- Echokardiographie bei allen Patienten mit Bakteriämie (TEE > TTE)

■ Klappenchirurgie

- Bei allen Vegetationen >10 mm im Durchmesser, ≥1 embolische Ereignisse innerhalb der ersten 2 Therapiewochen, schwerwiegende/fortgeschrittene Klappeninsuffizienz, Klappenperforation oder -dehiszenz, kardiale Dekompensation, perivalvuläre oder myokardiale Abszessbildung, persistierendes Fieber oder persistierende Bakteriämie

■ Klappenprotheseninfektion

- Vancomycin + Rifampicin 300 mg p.o./i.v. alle 8 h über mind. 6 Wochen + Gentamicin 1 mg/kg KG alle 8 h für 2 Wochen. Frühe Evaluation zur Klappenrevisionschirurgie sollte durchgeführt werden.

2.4.3. MRSA-Pneumonie

Bei hospitalisierten Patienten sollte bei schwerer community acquired pneumonia (CAP) ("schwer" definiert als: Intensivaufnahme, nekrotisierende/kavitäre Infiltrate oder Pleuraempyem) eine empirische Therapie für MRSA initiiert werden, jedenfalls bis zum Vorliegen von Sputumkultur- und/oder Blutkulturergebnissen.

Für HA-MRSA- oder CA-MRSA-Pneumonie sollte Vancomycin i.v. oder Linezolid 600 mg p.o./i.v. 2 × tgl. oder Clindamycin 600 mg p.o./i.v. 3 × tgl., falls das Isolat empfindlich ist, für 7-21 Tage in Abhängigkeit vom Ausmaß der Infektion gegeben werden. Dabei ist tendenziell in dieser Indikation Linezolid der Vorzug zu geben und Clindamycin als Monotherapie trotz möglicher *in vitro* Wirksamkeit engmaschig klinisch zu evaluieren.

2.4.4. MRSA-Osteomyelitis und -Arthritis

Das chirurgische Débridement und die Drainage sind vorrangig und sollten wann immer möglich durchgeführt werden. Es gibt keine klare Festlegung über die Applikationsart der Antibiose. Parenterale, orale oder initial parenteral gefolgt von oraler Therapie wird von den individuellen Patientenumständen abhängig gemacht.

Als parenterale Substanzen stehen Vancomycin und Daptomycin (6 mg/kg KG/Dosis 1 × täglich) zur Verfügung. Therapieoptionen, die hier sowohl parenteral wie oral eingesetzt werden können, sind TMP-SMX 4 mg/kg/Dosis (= TMP-Komponente) 2 × täglich, sowie weiters Linezolid 600 mg 2 × täglich oder Clindamycin 3 × 600 mg in Kombination mit Rifampicin 600 mg 1 × täglich. Die ideale Therapiedauer ist unbekannt, eine minimale Dauer von 8 Wochen wird empfohlen. Für die septische MRSA-Arthritis gilt jedenfalls immer die Durchführung von Drainage und Débridement des betroffenen Gelenks. Die einzusetzenden Antibiotika entsprechen denen bei Osteomyelitis. Die Therapiedauer wird bei 3-4 Wochen angesetzt.

2.4.5. Vancomycin-Dosierung und -Serumspiegel-Monitoring

15-20 mg/kg KG alle 8-12 h bei Patienten mit normaler Nierenfunktion. Eine Einzeldosis von 2 g sollte nicht überschritten werden. Für schwere, invasive MRSA-Infektionen sind jedenfalls Talspiegel anzustreben, die 15-20 µg/ml nicht unterschreiten. Für die meisten Patienten mit MRSA-Haut-/Weichteil-Infektionen und normaler Nierenfunktion ohne Übergewicht wird 2 × tgl. 1 g als ausreichend betrachtet und auf regelmäßiges *drug monitoring* kann verzichtet werden.

Eine kontinuierliche Infusion von Vancomycin sollte nicht durchgeführt werden.

■ MHK-geleitete Therapie mit Vancomycin

Für Isolate mit einer MHK >2 µg/ml sollte Vancomycin durch eine Alternative ersetzt werden. Bei einer MHK <2 ist die Weiterverwendung vom klinischen Ansprechen abhängig zu machen.

2.4.6. Therapie in der Pädiatrie inklusive Neonatologie

Prinzipiell analoges Vorgehen bei der Substanzwahl. Vancomycin i.v. 15 mg/kg KG alle 6 h bei schweren, invasiven Infektionen. Clindamycin und Linezolid stehen als Alternativen für nichtendovaskuläre Infektionen zur Verfügung

2.5. Hygienischer Stellenwert von MRSA

Hygienisch korrektes Verhalten im Krankenhaus muss derart gestaltet sein, dass eine Übertragung von Erregern von einem Patienten auf einen anderen Patienten nach menschlichem Ermessen ausgeschlossen werden kann. Geeignete Maßnahmen in diesem Sinne werden als Quellenisolierung bezeichnen. Diese soll gewährleisten, dass durch einen Patienten, der Erreger ausscheidet, nicht andere Personen infiziert oder kontaminiert werden. Das Ausmaß nötiger Maßnahmen der Quellenisolierung ist sehr unterschiedlich. Relevant sind die infizierten Körperstellen sowie mögliche Formen der Ausscheidung. Quellenisolierung bedeutet daher selbstverständlich nicht grundsätzlich Einzelzimmer, sondern der Grad der angebrachten Maßnahmen richtet sich naturgemäß nach dem Kontakt mit der Infektionsquelle und nach Übertragungswegen.

Bei geschlossenen Infektionsprozessen (zum Beispiel Bakteriämie oder tiefliegender Osteomyelitis) werden die Erreger nicht ausgeschieden.

Die Übertragung geschieht hauptsächlich durch Kontakte (Hände, Instrumente, Verbandmaterial, Kleidung, Arbeitsflächen), wenn die üblichen Hygienemaßnahmen nicht gut beachtet werden. Eine Übertragung von Patient zu Patient geschieht wenn MRSA-Träger (Nasen-Rachen-Raum, nicht abgedeckte Wunden) mit anderen Patienten direkten Kontakt haben. Ist dieser direkte Kontakt nicht möglich weil einer der beiden Patienten oder beide nicht mobil sind, so ist diese direkte Übertragung nicht möglich. MRSA fliegen im Krankenzimmer nicht durch die Luft! Die Gefahr besteht in dieser Situation, dass medizinisches Personal durch Kontakt mit dem Patienten zum Keimträger wird und bei Kontakt mit anderen Patienten den Keim überträgt. Das Personal muss sich daher so verhalten, dass dieser Übertragungsweg nicht möglich ist. Bei Infektionen des Indexpatienten in zudeckbaren Hautarealen oder im Körperinneren bzw. im Nasen-Rachen-Raum (egal ob Kontamination oder Infektion) ist durch das Verwenden von Handschuhen, Kittel sowie Mund-/Nasenschutz und eine korrekte Entsorgung dieser Utensilien nach Kontakt mit dem Patienten mit dieser Übertragung nicht zu rechnen. Die hier genannten Maßnahmen sind Teil des normalen, korrekten hygienischen Verhalten und jeder medizinischen Institution nicht nur zumutbar sondern sie sind zu verlangen! In vielen Situationen ist die wichtigste Übertragung die durch die Hände, daher ist korrekte Händehygiene (Desinfektion mit alkoholbasierten Desinfektionsmitteln nach Kontakt mit dem Patienten bzw. vor Kontakt mit dem nächsten Patienten sowie vorausschauend das Verwenden von Handschuhen) auch die wichtigste Präventionsmaßnahme. Bei nach außen entleerenden Abszessen sind alle Kontakte mit Infektionserregern zu verhindern (Kontaktisolierung durch hygienisches Management des Verbandwechsels, Hände- und Kleidungshygiene). Erreger einer Pneumonie bei intubierten Patienten oder Keime auf großen Verbrennungswunden können jedoch nur durch strenge Isoliermaßnahmen von anderen Patienten (Einzelzimmer, Schutzkittel, Gesichtsmasken, Hauben und Handschuhe) ferngehalten werden. Das Ausmaß für derartige Maßnahmen ist abhängig von Ort und möglicher Form der Ausscheidung der entsprechenden Erreger. in diesem Zusammenhang sei auch auf eine wirklich korrekte Verwendung des Terminus "infektiös" hingewiesen. Es ist darunter eine Person zu verstehen, durch die andere gesunde Personen auf nachvollziehbaren Weg infiziert werden könnten. Dies bedeutet auch, dass für Gesunde (z.B. Personal) keine Gefahr von diesem Keim ausgeht, wenn auch eine vorübergehende Besiedelung und ein nachfolgendes Keimträgertum und damit eine mögliche Infektquelle für andere Patienten nicht ausgeschlossen werden können.

In besonderen Fällen (z.B. massive Besiedelung oder Infektion der Atemwege / große, mit MRSA besiedelte Wundflächen / mit MRSA besiedelte, schuppende Hauterkrankung) werden die Keime auch stark an die Umgebung abgegeben und verbreitet. Solche Patienten müssen streng isoliert werden (Einzelzimmer!) und die betreuenden Personen müssen im Isolierzimmer komplette Schutzkleidung tragen. Es ist daher nur vertretbar einen derartigen Patienten aufzunehmen, wenn die Einhaltung der genannten Maßnahmen möglich ist. Andererseits sei aber darauf hingewiesen, dass bei Vorhandensein eines Einzelzimmers und personellen Ressourcen die Betreuung derartiger Patienten vertretbar ist und keine erhöhte Gefahr für Mitpatienten birgt.

Immer nötig sind: Händedesinfektion nach Kontakt mit Patient oder mit patientennahen Gegenständen, Einmalschürze, gebrauchtes Verbandmaterial und gebrauchte Wäsche ohne Zwischenlagerung oder Berührung von Gegenständen in den Abwurfsack geben, das kontaminationsfreie Entsorgen gebrauchter Instrumente, gründliche Zimmerdesinfektion nach Entlassen oder Verlegen des Patienten.

■ Informationspflicht

- Sicherstellen, dass alle Mitarbeiter (Ärzte, Pflegepersonen, Physiotherapeuten, Reinigungskräfte...) diese Regeln kennen und wissen, welche Patienten betroffen sind
- Bei Überstellung eines Patienten (Röntgenuntersuchung, Ambulanzbesuch, andere Abteilung, anderes Krankenhaus) die empfangende Stelle vorinformieren, damit geeignete Vorkehrungen getroffen werden können (z.B. alles hygienisch Notwendige bereit stellen, Patient als letzten in der Gruppe bestellen und behandeln....)
- Patienten und Besucher über notwendige Maßnahmen aufklären

Zusammenfassend lässt sich also sagen: Nicht geeignet für einen Transfer in eine Rehabilitationseinheit sind Patienten die mobil und unkooperativ sind, Patienten bei denen eine MRSA-Infektion ein therapeutisches Vorgehen verlangt, das im Spital besser gewährleistet ist und Patienten bei denen eine strenge Quellenisolierung notwendig ist, das vorgesehene Zentrum diese allerdings nicht garantieren kann. Ein Transfer ist vertretbar bei Patienten die nicht mobil sind und bei denen der Erreger an Körperstellen vorkommt, wo mit den üblichen Hygienemaßnahmen eine Übertragung verhindert werden kann, sowie Infektionen deren Therapie auch in einem entsprechenden Rehabilitationszentrum durchgeführt werden kann, weiters auch bei MRSA-Infizierten, bei denen die Übertragung nur mit strenger Quellenisolierung verhindert werden kann, wenn diese im genannten Zentrum möglich ist. Bei mobilen Patienten ist ein Transfer vertretbar, wenn die Erreger im Körper oder gut abdeckbar vorkommen und ein kooperatives Verhalten des Patienten erwartet werden kann. Es sei auch darauf hingewiesen, dass ein erheblicher Faktor für die MRSA-Infektion der Spitalsaufenthalt an sich darstellt, das Verlassen des Spitals somit einen günstigen Einfluss auf "MRSA-Freiheit" darstellt.

Bei Auftreten mehrerer Infektionen stellt sich die Frage nach einer möglichen gemeinsamen Quelle. Relevant ist, ob es Hinweise für eine Übertragung gibt, oder ob mehrere Isolate zufällig Infektionen verursacht haben. Dafür ist vorerst zu klären, ob die nachgewiesenen Stämme so eng verwandt sind, dass sie einem Klon zugeordnet werden können. Wenn also eine Typisierung der Stämme sinnvoll erscheint, gibt es verschiedene Möglichkeiten. Das Antibiogramm gibt aufgrund der Multiresistenz meistens nur sehr eingeschränkt Hinweise auf ein klonales Geschehen. Molekularbiologische Analysen wie die Erstellung eines Plasmidprofils, sowie das Genomfingerprinting mit Restriktionsenzym DNA-Analyse sind klassische Methoden zur Aufklärung von Infektionsketten.

Bei Auftreten von MRSA ist wichtig, eine Übertragung auf andere Patienten zu verhindern. Besteht der Verdacht einer zusätzlichen Quelle, ist zur Identifizierung der Infizierten und Besiedelten ein Screening der Umgebung möglich. Nach Typisierung der kultivierten Patientenisolate kann die Frage nach einem Personalscreening mit all seinen Konsequenzen seriös beantwortet werden. Sowohl Typisierung als auch Screening sind aufwendig und müssen daher sorgfältig abgewogen sein. Vor allem muss aber vorher gewährleistet sein, dass bei Vorliegen bestimmter Ergebnisse auch die entsprechenden Konsequenzen gezogen werden. Ein Screening sollte Nase, Axilla und Perineum, Wunden und ekzematöse Hautstellen umfassen. Bei MRSA-Nachweis kann mit antiseptischen Bädern und Salben (Mupirocin-Nasensalbe) eine Sanierung von besiedeltem Personal versucht werden.

2.6. Glykopeptid-Resistenz bei Staphylokokken

Glykopeptide und hier besonders Vancomycin stellen nach wie vor die wichtigsten Antibiotika für die Behandlung von schweren MRSA-Infektionen dar. Die Besorgnis über das Auftreten von Vancomycin-resistenten (VRSA) oder vermindert Vancomycin-empfindlichen *S. aureus* Isolaten (VISA) ist dementsprechend groß.

Glykopeptide inhibieren die Zellwandsynthese Gram-positiver Bakterien indem sie an das terminale D-Alanin-D-Alanin der Peptidoglykan-Vorstufen binden und die Transglykosylierung und Transpeptidierung verhindern. Jeder Prozess, der mit dieser Bindung der Glykopeptide interferiert, führt zu einer erhöhten MHK.

VRSA entstehen durch Akquirierung des *vanA*-Operons von Glykopeptid-resistenten Enterokokken. Das *vanA*-Operon führt durch Synthese von Zellwandvorläufern mit niedriger Affinität zu Vancomycin und Teicoplanin zur Hochresistenz. In einem komplexen System setzt die Dehydrogenase VanH Pyruvat zu D-Lactat um; VanX hydrolysiert die D-Alanin-D-Alanin-Vorläufer, welche VanA durch D-Alanin-D-Lactat ersetzt. Somit geht das Glykopeptid-Target D-Ala-D-Ala verloren. Der erste Vancomycin-resistente MRSA wurde im Jahr 2002 in Michigan beschrieben. Seitdem wurden nur etwa ein Dutzend weiterer Fälle von Vancomycin-hochresistenten MRSA beschrieben. Das komplexe *vanA*-Operon geht für *S. aureus* mit einem Verlust der Fitness einher und führt dazu, dass die Vancomycin-resistenten Stämme ohne Antibiotikadruck nicht mit den empfindlichen Isolaten konkurrieren können. Ob zukünftig Stämme entstehen, die diesen Fitnessverlust durch kompensatorische Mutationen abmildern können, bleibt abzuwarten. Um zu verhindern, dass Vancomycin-resistente Enterokokken (VRE) das *vanA*-Operon an Staphylokokken weitergeben, sollten VRE-Besiedelte von MRSA-Besiedelten strikt getrennt werden.

Abzugrenzen von den VRSA sind Stämme mit verminderter Empfindlichkeit gegenüber Vancomycin. Diese Isolate bilden keine Hochresistenz aus und werden als Vancomycin-intermediäre *S. au-*

reus (VISA) oder auch Glykopeptid-intermediäre S. aureus (GISA) bezeichnet. Beide Begriffe werden weitestgehend parallel verwendet, wobei jedoch beachtet werden sollte, dass VISA-Stämme nahezu immer auch Teicoplanin intermediär oder resistent sind, während Teicoplanin-intermediäre Stämme oft noch empfindlich auf Vancomycin getestet werden. VISA tragen kein *van*-Operon, zeigen aber u.a. eine verdickte Zellwand mit einer verminderten Quervernetzung, so dass die Glykopeptide schlechter diffundieren und durch ungebundene D-Ala-D-Ala-Residuen abgefangen werden. Den wesentlichen Risikofaktor für die Entstehung von VISA stellt eine langdauernde Glykopeptidtherapie dar.

Die Empfindlichkeitstestung mittels Agardiffusion ist für Glykopeptide kein optimaler Test. Die Resistenztestung sollte mittels Bestimmung der minimalen Hemmkonzentration durchgeführt werden. Im Jahr 2006 hat das CLSI die Vancomycin-Grenzwerte reduziert (☞ Abb. 2.2), um eine bessere Erkennung von VISA zu ermöglichen und weil sich Berichte über Vancomycin-Therapieversager bei MHK-Werten von 4 µg/ml häuften. Demnach liegt der intermediäre MHK-Bereich gemäß CLSI jetzt bei 4-8 µg/ml. EUCAST definiert keine intermediäre (VISA) Kategorie. Isolate mit MHK-Werten über 2 µg/ml werden hier als resistent interpretiert.

Hetero-VISA (h-VISA) sind Stämme, deren MHK bei standardisierter Testung mit einem Inokulum von 5×10^4 Zellen im sensiblen Bereich liegt (≤ 2 µg/ml), bei denen aber eine geringe Subpopulation ($\leq 1/10^5$ Zellen) MHK-Werte im intermediären oder resistenten Bereich zeigt. Es wird allgemein angenommen, dass h-VISA eine Übergangsstufe zu den VISA darstellen. Der Goldstandard zur Detektion von h-VISA ist die sehr arbeits- und zeitaufwändige Populationsanalyse, welche routinemäßig kaum durchführbar ist. Alternativen ergeben sich durch den Makro-E-Test, bei dem ein größeres Inokulum eingesetzt wird oder den E-Test GRD, welcher durch zusätzliches Supplement das Wachstum der h-VISA fördert.

hVISA und VISA sind weniger häufig mit invasiven Infektionen assoziiert als Vancomycin-sensible S. aureus. Die komplexen Regulationsvorgänge, welche zur Ausprägung des VISA-Phänotyps führen, scheinen mit einem Fitness- und Virulenzverlust einherzugehen.

Kommt es jedoch zu schweren Infektionen, so korrelieren erhöhte Vancomycin-MHKs oft mit einem schlechteren Therapieausgang.

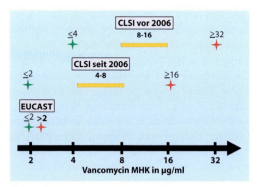

Abb. 2.2: Vancomycin-Grenzwerte. Der grüne Stern zeigt den sensiblen Grenzwert, der rote Stern den resistenten Grenzwert; der gelbe Balken zeigt die intermediäre Kategorie.

ESBL

3. ESBL

3.1. β-Laktamasen

3.1.1. Resistenzmechanismus

β-Laktamasen – von Bakterien gebildete Enzyme, die β-Laktamantibiotika hydrolisieren können – werden von vielen Bakterien gebildet. Diese Enzyme sind bei Bakterien evolutionär weit verbreitet und daher einer der wichtigsten Resistenzmechanismen gegen β-Laktamantibiotika. Seit der Entdeckung und Weiterentwicklung von β-Laktamantibiotika haben sich β-Laktamasen ebenfalls in Abhängigkeit vom Selektionsdruck mitentwickelt. Diese Enzyme sind sehr effizient und werden es auch in Zukunft bleiben, wenn der Selektionsdruck durch die starke Verwendung von Antibiotika bestehen bleibt.

Im Laufe der β-Laktamgeschichte wurden diese Substanzen so chemisch verändert, dass sie durch die jeweils bekannten β-Laktamasen nicht so leicht zerstört werden konnten oder sie wurden mit β-Laktamasehemmern kombiniert. Seit dem breiten Einsatz von Cephalosporinen der 2.-4. Generation und Carbapenemen gibt es eine Vielzahl neuer β-Laktamasen als Antwort auf den gewachsenen Selektionsdruck (☞ Abb. 3.1). Als besondere Herausforderung gelten β-Laktamasen mit erweitertem Spektrum (*Extended-Spectrum β-lactamases* = ESBL), plasmidische AmpC-Enzyme und Carbapenem-hydrolisierende β-Laktamasen (mit Metalloenzymen als wichtigste Gruppe) (☞ Tab. 3.1, 3.2 und 3.3). Derzeit sind über 800 verschiedene bakterielle β-Laktamasen beschrieben (☞ Abb. 3.2) und ihre Zahl steigt weiter an.

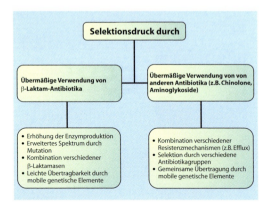

Abb. 3.1: Selektionsdruck durch Einsatz von Antibiotika.

3.1.2. Nomenklatur und Einteilung

β-Laktamasen können nach ihrer Funktionalität (Gruppe 1-4 nach Bush-Jacoby-Medeiros 1995) oder nach ihrer Molekülstruktur (Klasse A, B, C, D, Ambler 1980) klassifiziert werden. Klasse A, C, D haben einen Serinrest, Klasse B ein Zinkatom (= Metalloenzym) im aktiven Zentrum.

Besonders CTX-M-Enzyme (ESBL), plasmidische AmpC β-Laktamasen und KPC-Carbapenemasen

Erreger	AmpC	TEM 1, 2 SHV 1	ESBL: TEM- und SHV-Varianten	ESBL: CTX-M-Varianten	Metalloenzyme	Penicillasen (Gr. 2a)
Staphylokokken						+++
Gonokokken		++				
Haemophilus		+				
E. coli	+	+++	++	+++	+	
Klebsiella pneumoniae	+	+++	++	+	+	
Proteus mirabilis	+	++	++	++		
Enterobacter spp.	+++	+	++	++	(+)	
Pseudomonas	+	+	+	+	+	
Acinetobacter	++	+	+		+	

Tab. 3.1: Vorkommen von β-Laktamasen bei verschiedenen Erregern.
Relevanz: +++ = stark; ++ = mittel; + = gering.

3.1. β-Laktamasen

	Klassische ESBL	AmpC	Metalloenzyme
Vorkommen in	*Klebsiella, E. coli, Proteus mirabilis*; seltener bei anderen Enterobakterien und Nonfermenten	*Chromosomal:* induzierbar in *Enterobacter, Morganella, Citrobacter, Serratia, Providentia* (selten *Pseudomonas*) *Plasmidisch: Klebsiella, E. coli* und andere Enterobakterien, *Pseudomonas*	*Pseudomonas, Acinetobacter,* Enterobakterien (selten)
Häufigkeit	In einzelnen Ländern sehr unterschiedlich (5-50 % in *Klebsiella*), Tendenz stark steigend	Dereprimiert: Ca. 30 % in *Enterobacter*	Bei Imipenem-resistenten *Pseudomonas*: bis zu 40 %
Charakterisierung	Große Vielfalt an Enzymen, die durch geringfügige Änderungen in der genetischen Information entstehen	Mutation im Regulationsmechanismus führt zur permanenten Bildung großer Enzymmengen (dereprimiert, konstitutive Hyperproduktion). Plasmidische AmpC mit Überproduktion werden häufiger	β-Laktamase mit sehr breitem Substratspektrum, meistens plasmidisch, meistens gekoppelt mit anderen β-Laktamasen oder anderen Resistenzmechanismen, Bestandteil eines Integrons (Multiresistenz!)
Betroffene Antibiotika	Penicilline, alle Cephalosporine (Ausnahme Cefoxitin) und Aztreonam; werden durch β-Laktamaseinhibitoren gehemmt	Überproduktion: Penicilline, Cephalosporine 1,. 2., 3. (4.) Generation, Aztreonam	Alle β-Laktamantibiotika außer Aztreonam
Wirksame Antibiotika	Carbapeneme, Cefoxitin; Cefepim und Cefpirom (nicht wirksam bei hohem Inokulum, mögliche Therapieversager); Piperacillin/Tazobactam (Wirkungsverlust bei hohem Inokulum), Chinolone und Aminoglykoside nur nach Austestung (>50 % Co-Resistenz)	Carbapeneme. Alternativ: Cefepim und Cefpirom (klinische Versager bei starker Überproduktion möglich); Piperacillin/Tazobactam ist effektiv gegen AmpC β-Laktamase von *Morganella*, aber nicht effektiv bei anderen Erregern	Multiresistenz, häufige Co-Resistenz bei Aminoglykosiden und Chinolonen. Therapie nur nach Austestung
Resistenzproblematik	Meistens gekoppelt mit anderen Resistenzmechanismen, z.B. Impermeabilität, Chinolonresistenz (cave Co-Selektion!); Multiresistenz häufig (bes. Chinolone, Aminoglykoside)	Cephalosporine (Cefotaxim, Ceftriaxon, Ceftazidim u.a.) können zu Resistenzentwicklung während der Therapie führen. Klinisch relevant bes. bei *Enterobacter cloacae* und *Citrobacter freundii*	Meistens gekoppelt mit anderen Resistenzmechanismen, Multiresistenz häufig (bes. Aminoglykoside und Chinolone)

Tab. 3.2: Kurzbeschreibung der wichtigsten β-Laktamasegruppen.

Erreger	Resistenzmuster	Häufige Resistenzmechanismen
Pseudomonas aeruginosa	Imipenem-Resistenz	• Impermeabilität (OprD-Mangel), Efflux, überproduziertes AmpC-Enzym (Klasse-C-β-Laktamase) • Klasse-B-Carbapenemasen (VIM-2, IMP-1), Klasse-A-Carbapenemasen (KPC, noch selten), über 50 % der Imipenem-resistenten Pseudomonasstämme
Pseudomonas aeruginosa	Ceftazidim-Resistenz	• Überproduziertes AmpC-Enzym (Klasse-C-β-Laktamase) • Klasse-B-Carbapenemasen (VIM-2, IMP-1), Klasse-A-Carbapenemasen (KPC, noch selten)
Acinetobacter spp.	Imipenem-Resistenz	• Klasse-D-Carbapenemasen (OXA-23, -40, -58) • Klasse-B-Carbapenemasen (VIM-2, IMP-1) • Multiresistente Acinetobacter haben >45 Resistenzgene
Enterobacter spp.	3. Gen. Cephalosporin-Resistenz	• Überproduziertes AmpC-Enzym (Klasse C-β-Laktamase) • Klasse-A-β-Laktamasen (ESBL inkl. CTX-M)
E. coli, Klebsiella pneumoniae	3. Gen. Cephalosporin-Resistenz	• Klasse-A-β-Laktamasen (ESBL inkl. CTX-M, selten AmpC-Enzyme) • Klasse-B-Carbapenemasen, Klasse-A-Carbapenemasen (KPC)

Tab. 3.3: Resistenzprobleme bei Gram-negativen Bakterien.

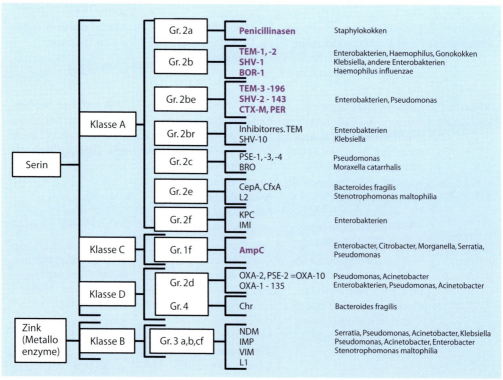

Abb. 3.2: Charakterisierung von β-Laktamasen.

3.2. ESBL

3.2.1. Definition und Einteilung

Die Abkürzung ESBL bedeutet *Extended-Spectrum Beta-Lactamase* und beschreibt ein Resistenzphänomen bei Gram-negativen Bakterien, wobei mit den β-Laktamen die größte Antibiotikagruppe betroffen ist. ESBL sind Enzyme, welche Penicilline, Cephalosporine, auch solche mit erweitertem Spektrum wie die der 3. oder 4. Generation, und Monobaktame, also fast alle β-Laktamantibiotika, zerstören können. Carbapeneme (Imipenem, Meropenem, Ertapenem, Doripenem) sind die einzige Gruppe, die normalerweise stabil bleibt.

ESBL treten vor allem bei Enterobakterien, insbesondere bei *Escherichia coli* und *Klebsiella* spp., sowie bei Non-Fermentern auf.

Im Laufe der Zeit sind durch Mutation viele neue ESBL-Subtypen entstanden. Diese neu auftretenden TEM-, SHV-, OXA- und CTX-M-Enzyme werden mit fortlaufenden Nummern versehen. Die fortschreitende Entwicklung führte mehr und mehr zum Auftreten von neuen Resistenzprofilen mit entsprechender Komplexität, nicht zuletzt, weil Bakterien auch mehrere Resistenzgene tragen können.

Klassische ESBL entstehen durch geringfügige Veränderungen im genetischen Code klassischer β-Laktamasen (z.B. TEM-1, TEM-2, SHV-1; Gr. 2b), was deren Wirkungsspektrum auf Breitspektrum-Cephalosporine und Aztreonam erweitert. Das *"European Antibiotic Resistance Surveillance Network"* (EARS-Net) liefert Daten über die Resistenzentwicklung gegen die klinisch äußerst wichtigen Drittgenerations-Cephalosporine. Ein Großteil dieser Resistenzen wird durch ESBL verursacht. Aus der Zusammenfassung der letzten Jahre ergibt sich das beunruhigende Bild einer zunehmenden Resistenz bei den Enterobakteriazeen. Die klassischen ESBL werden durch die β-Laktamasehemmer Clavulansäure, Sulbactam und Tazobactam gehemmt und in der Gruppe 2be zusammengefasst (☞ Abb. 3.2). Während anfänglich mutierte TEM- und SHV-β-Laktamasen mit erweitertem Spektrum vorherrschten, sind inzwischen CTX-M β-Laktamasen dominierend. Unter den verschiedenen ESBL-tragenden Bakterien hat sich der *Escherichia coli*-Sequenztyp 131 (Serotyp O25:H4) mit der CTX-M-15 β-Laktamase weltweit verbreitet.

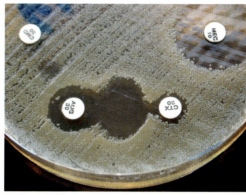

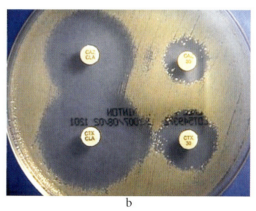

Abb. 3.3a+b: ESBL bildende *E. coli*. **a:** Im Agardiffusionstest zeigt sich die Hemmung der β-Laktamase als Synergie mit Drittgenerations-Cephalosporinen in Form eines sogenannten "Champagnerkorkenphänomens" (CTX=Cefotaxim; AUG=Amoxicillin/Clavulansäure). **b:** ESBL-Bestätigung mittels Doppeldisk-Synergietest; die Hemmhofdifferenz bei der Resistenztestung von Drittgenerations-Cephalosporinen mit und ohne Clavulansäure ist ≥5 mm (CAZ=Ceftazidim; CTX=Cefotaxim; CLA=Clavulansäure).

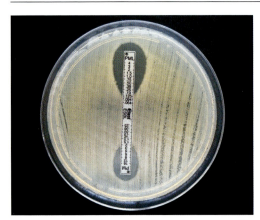

Abb. 3.4: ESBL bildende *E. coli*. Epsilon-Teststreifen mit Cefepim+Clavulansäure im oberen Teil des Streifens und Cefepim alleine im unteren Abschnitt. Clavulansäure hemmt die Extended-Spectrum-β-Laktamasen, was zu einem niedrigeren MHK-Wert im oberen Teil des Streifens führt.

ESBL treten oft gemeinsam mit anderen β-Laktamasen auf, wie z.B. einer dereprimierten (überproduzierten) AmpC β-Laktamase bei *Enterobacter cloacae*. Dies kann zu einer Fehlinterpretation von Antibiogrammen führen, da die Hemmung durch Clavulansäure maskiert wird.

Häufig sind die ESBL-kodierenden Gene auf Multiresistenzplasmiden lokalisiert, die auch Resistenzdeterminanten gegen andere Substanzklassen tragen. *Escherichia coli* des Sequenztyps 131 tragen häufig die durch *aac(6')-Ib-cr* kodierte Aminoglykosid-Acetyltransferase und sind resistent gegen Chinolone und Aminoglykoside.

Weil die Plasmide Resistenzen gegen verschiedene Antibiotikaklassen kodieren, können die genetischen Elemente durch jede der vertretenen Antibiotikaklassen koselektioniert werden. Ein zyklisches Wechseln innerhalb solcher Antibiotikagruppen führt in diesen Fällen nicht zur Minderung des Selektionsdruckes und somit zu keiner Reduktion der Resistenzraten.

Die zugrundeliegenden Mechanismen der Verbreitung der ESBL-tragenden Enterobakteriazeen sind nur rudimentär untersucht. Durch den Einsatz der β-Laktamantibiotika erfolgt eine Selektion der Bakterien im Krankenhaus. Studien, in welchen selektiv nach β-Laktam-resistenten Isolaten gesucht wurde, konnten allerdings auch zeigen, dass ein Umweltreservoir besteht. So konnten ESBL bildende Bakterien bei Nutztieren, in Lebensmitteln und in der Umwelt nachgewiesen werden. Nach oraler Aufnahme kommt es durch Antibiotikatherapie zu einer selektiven Anreicherung der resistenten Isolate im Darm, welche schließlich als Verursacher von Infektionen auch im ambulanten Bereich in Erscheinung treten. Bei Behandlung von Bagatell- und insbesondere Harnwegsinfektionen sollte möglichst auf Breitspektrum-Cephalosporine verzichtet werden, wenn diese wichtige Antibiotikaklasse nicht verloren gehen soll.

Die Rückbesinnung auf gute "alte" Antibiotika ist ratsam. So können z.B. Harnwegsinfektionen durch ESBL bildende Bakterien mit Fosfomycin, Nitrofurantoin oder Pivmecillinam behandelt werden.

3.2.2. ESBL-Epidemiologie

Nach der Verbreitung in den USA werden seit Ende der neunziger Jahre des letzten Jahrhunderts ESBL-Stämme zunehmend auch in Europa, und zwar sowohl innerhalb als auch außerhalb von Krankenhäusern, beobachtet. Die Erfassung im Rahmen des *"European Antimicrobial Resistance Surveillance Network"* (EARS-Net) zeigt jedoch große Unterschiede im internationalen Vergleich. So betrug beispielsweise im Jahr 2010 die Resistenz gegenüber Cephalosporinen der 3. Generation (was in den EARS-Net-Daten als Marker für ESBL herangezogen wird) bei invasiven Isolaten von *Klebsiella pneumoniae* in Großbritannien 9,7 %, in Italien, Tschechien und Ungarn 25-50 %, in Bulgarien, Rumänien und Griechenland sogar über 50 %. In Spanien, Deutschland und Österreich liegt dieser Wert bei knapp über 10 % (☞ Abb. 3.5).

Weltweit treten inzwischen auch ambulant vermehrt Infektionen (zumeist Harnwegsinfektionen) durch *E. coli* Stämme auf, die CTX-M-β-Laktamasen bilden. Dies zeigt sich auch im AURES 2010. Es ist zu beobachten, dass es in stationären Einrichtungen zu einem relativen Rückgang kommt, während der ambulante Sektor eine Zunahme von Infektionen mit ESBL bildenden Bakterien verzeichnet. Betroffen sind insbesondere ältere Patienten, die mit entsprechenden Risikofaktoren behaftet sind:

- Verlängerter Krankenhausaufenthalt, insbesondere auf einer Intensivstation

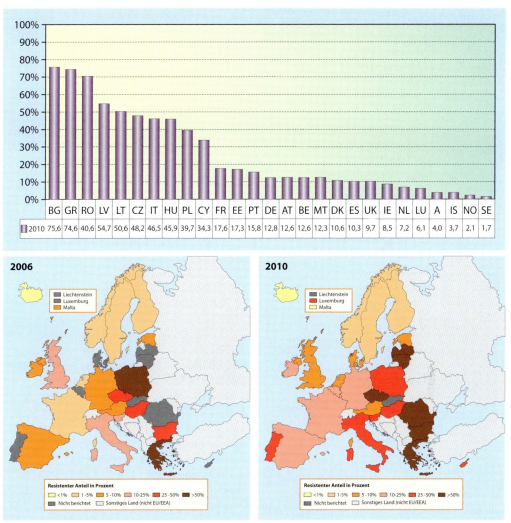

Abb. 3.5: *Klebsiella pneumoniae* – 3.-Generations-Cephalosporine nicht empfindlich im Ländervergleich 2006 (links) und 2010 (rechts). Quelle: TESSy – The European Surveillance System.

- Aufenthalt in einer Langzeit-Pflegeeinrichtung
- Antibiotika-Anwendung, insbesondere von 3.-Generations-Cephalosporinen, Trimethoprim-Sulfamethoxazol, Ciprofloxacin
- Transurethrale Katheter, Intubation, Tracheostoma, Gastrostoma
- Decubitalulcus
- Diabetes
- Schwere Pflegebedürftigkeit

Die Ursachen für die Ausbreitung sind größtenteils noch unklar. Der orale Einsatz von Cephalosporinen dürfte ein Trigger sein. Ob in diesem Zusammenhang auch ein suboptimales Hygienemanagement eine Rolle spielt, kann gegenwärtig nicht mit eindeutiger Sicherheit gesagt werden.

3.2.3. Mikrobiologische Diagnostik

Das Prinzip der ESBL-Diagnostik ist ein zweistufiges. Im ersten Schritt werden definierte, im Routine-Antibiogramm enthaltene β-Laktamantibiotika als Screening herangezogen. Ein Hinweis auf das mögliche Vorliegen von ESBL besteht, wenn bei diesen Substanzen in der Empfindlichkeitstestung bestimmte Grenzwerte überschritten werden. Im zweiten Schritt wird für die ESBL-Bestätigung genützt, dass ESBL (im Gegensatz zu den so genannten AmpC β-Laktamasen) durch Clavulan-

	Gruppe	Klassifikation	Bevorzugtes Substrat	Vorkommen	Klinische Relevanz
Penicillinasen/ Cephalosporinasen	Klassische ESBL: TEM- und SHV-Varianten	2be (A)	Penicilline, Cephalosporine (Ausnahme Cefoxitin), Aztreonam	Weltweit, z.B. in *Klebsiella, E. coli, Proteus mirabilis, Acinetobacter, P. aeruginosa*	+++
	ESBL: CTX-M 1-124, PER 1-4, VEB 1-6, GES 1-10, IBC 1-2, Toho, SFO, TLA, BES	2be (A)	Penicilline, Cephalosporine (Ausnahme Cefoxitin), Aztreonam	Weltweit, z.B. in Enterobakterien (bes. *Klebsiella*), *E. coli, P. aeruginosa, Acinetobacter*	++ (bes. CTX-M)
	Plasmid. AmpC: z.B. CMY, MIR, ACT, ACC, LAT, MOX, FOX, DHA	1 (C)	Penicilline, Cephalosporine, Aztreonam	Weltweit, z.B. in Enterobakterien	+
Carbapenemasen	Klasse-B-Carbapenemasen: z.B. VIM 1-33, IMP 1-33, NDM 1-6	3 (B)	Alle β-Laktame außer Aztreonam	Weltweit, z.B. in *P. aeruginosa, B. fragilis*	+
	Klasse-A-Carbapenemasen: z.B. KPC 1-12, GES, IMI, NMC-a, SME	2br/2be/ 2e/2f (A)	Penicilline, Cephalosporine (schwach), Carbapeneme (schwach)	Weltweit, z.B. *Klebsiella* u.a. Enterobakterien, *P. aeruginosa*	+ (bes. KPC)
	Klasse-D-Carbapenemasen: bes. OXA 23, -24, -49, -51, -58	2d (D)	Penicilline, Cephalosporine (unterschiedlich) inklusive Cefoxitin, Aztreonam, Carbapeneme (schwach)	Weltweit, z.B. in *P. aeruginosa, Acinetobacter,* Enterobakterien	+

Tab. 3.5: β-Laktamasen mit breitem Substratprofil (ESBL).
+++ = wichtig, ++ = häufig; + = nicht wichtig, derzeit selten.

säure gehemmt werden. Es werden daher die im Screening bewerteten Substanzen nochmals mit zugesetzter Clavulansäure überprüft und die Werte mit und ohne Clavulansäure verglichen. Ist der verdächtige Keim gegenüber der Kombination des β-Laktamantibiotikums mit Clavulansäure signifikant empfindlicher als gegenüber dem β-Laktamantibiotikum alleine, gilt dies als ESBL-Bestätigung (☞ Abb. 3.3b und 3.4).

Durch strategisch kluge Positionierung der Antibiotika Testblättchen können ESBL bildende Bakterien schon bei der primären Resistenztestung erkannt werden. Dies gelingt durch Nutzen von als Synergismus oder Wechselwirkung erkennbaren Zusammenhängen zwischen Antibiotika (☞ Abb. 3.3a). Empfohlen wird aber immer die Durchführung eines Bestätigungstests. In diesem Zusammenhang muss aber erwähnt werden, dass zusätzliche Resistenzmechanismen die Erkennung einer ESBL-Bildung erschweren können. Einerseits schließt also eine *in vitro* Empfindlichkeit gegenüber den relevanten β-Laktamantibiotika ESBL noch nicht aus, andererseits bedeutet Multiresistenz bei Enterobakterien nicht automatisch ESBL.

3.2.4. Therapeutische Optionen

Aufgrund der Fähigkeit der ESBL-Bildner, die meisten β-Laktamantibiotika zu inaktivieren, bleiben bei starker Expression der Enzyme aus dieser

Antibiotika-Gruppe üblicherweise nur die Carbapeneme, also Imipenem, Meropenem, Doripenem und Ertapenem wirksam. Zusätzlich gibt es das Phänomen, dass andere Antibiotikagruppen bei ESBL auffällig oft von einer Parallelresistenz betroffen sind, was insbesondere die Chinolone, Trimethoprim sowie Aminoglykoside betrifft. Damit ist das Spektrum der therapeutischen Optionen bei ESBL-Keimen noch weiter eingeschränkt. Bei der Austestung relativ häufig empfindlich sind Tigecyclin, Mecillinam und Fosfomycin, die daher neben den Carbapenemen zum Einsatz kommen können.

Die Resistenz betrifft einen Großteil der oral applizierbaren Substanzen; die empfindlich bleibenden Antibiotika können zumeist nur intravenös verabreicht werden. Dies ist weniger ein Problem im Krankenhaus als nach der Entlassung, insbesondere bei Bewohnern von Pflegeheimen, wenn eine Fortsetzung der Therapie nötig ist. Gerade in der Langzeitpflege spielen Harnwegsinfekte durch ESBL-Bildner immer öfter eine Rolle. Eine im Institut für Hygiene und Mikrobiologie am Landesklinikum St. Pölten durchgeführte Analyse, in der ca. 250 ESBL-Isolate aus der Routinediagnostik von Spitälern in Wien, St. Pölten und Linz getestet wurden, ergab sowohl für Mecillinam als auch für Fosfomycin Empfindlichkeiten weit über 90 %. Diese Werte sind in Hinblick auf die orale Verfügbarkeit erfreulich. Die beiden Substanzen sollten daher in die mikrobiologische Testung einbezogen werden, um dem Kliniker eine Entscheidungsgrundlage für die orale Behandlung von Patienten mit Harnwegsinfekten zu geben.

3.2.4.1. Grundsätzliche Überlegungen zur Therapie

Die folgenden Betrachtungen/Empfehlungen sollen auf ESBL-bildende Enterobacteriaceae und hier wiederum auf Infektionen durch *Escherichia coli* und *Klebsiella pneumoniae* konzentriert/fokussiert sein. Weiters gilt es hier, analog zu MRSA, stets zu überlegen ob der Keimnachweis eine Indikation zur Behandlung darstellt, also mit einer klinischen Infektion assoziiert ist oder lediglich einen Hinweis auf eine Kolonisation liefert.

Einer der wesentlichen Unterschiede zum MRSA bzgl. antibiotischer Therapieoptionen besteht in der dramatischen Einschränkung von oralen Therapiemöglichkeiten.

Gerade im Hinblick auf die rasante Zunahme ambulant erworbener Harnwegsinfekte durch ESBL-bildende *E. coli* müssen alle denkbaren oralen Therapieoptionen ausgeschöpft werden, weil mit der rein parenteralen Therapie mittels Carbapenemen die Patientenversorgung enorm erschwert wird bzw. in den stationären/intramuralen Bereich verschoben wird.

Bei invasiven Infektionen (z.B. Septikämien, primäre und sekundäre intraabdominelle Infektionen) muss ohne zeitlichen Verzug mit den potentesten Carbapenemen (Doripenem, Meropenem, Imipenem) begonnen werden zu therapieren.

Eine typische Kolonisationssituation tritt analog zur HA-MRSA-Problematik bei Patienten mit chronischen Ulcera (Patienten mit fortgeschrittener peripherer arterieller Verschlusskrankheit auf Basis von Diabetes mellitus oder Pflegeheimpatient mit Druckulcera) auf und stellt per se keine Indikation für eine Antibiotika-Therapie dar. Auf ein korrekt durchgeführtes Hygienemanagement (Kontaktisolierungsmaßnahmen) ist zu achten.

Das aktuelle Problem der ESBL-Bildung bei enteropathogenen Shiga-Toxin bildenden *E. coli* (EHEC/STEC O104: H4) verdeutlicht analog zur CA-MRSA-Problematik das Phänomen des Aufeinandertreffens von Virulenz (Shiga-Toxin 2 Bildung) und Multiresistenz.

3.2.4.2. Behandlungsoptionen bei Infektionen der Harnwege

■ **Orale Therapiemöglichkeiten bei *unkompliziertem* HWI**

- Pivmecillinam: Pivmecillinam 2 × 400 mg über 3 Tage bei nachgewiesener Empfindlichkeit des Erregers, bevorzugt durch MHK-Bestimmung. Pivmecillinam hat sich als "altes" Harnwegs-β-Laktamantibiotikum gegen viele Subtypen der ESBLs als außerordentlich stabil erwiesen und führt meist zu einem klinischen Erfolg. Resistenzraten unter ESBL-bildenden *E. coli* liegen in Österreich relativ konstant um 10 %.

- Fosfomycin/Trometamol: Wird empirisch beim HWI einmalig mit 1 × 3 g verabreicht, sollte jedoch aus Sicht der Autoren nicht empirisch verwendet werden, sondern nur gezielt bei nachgewiesenen Infektionen durch ESBL bildende *E. coli* nach Empfindlichkeitstestung. Diskutiert wird über eine Verabreichung über 3 Tage (Evidenz dafür gibt es jedoch keine). Die tatsächliche Resistenzsituation in Österreich ist testtechnisch bedingt schwierig zu beurteilen, variiert regional enorm und liegt in etwa um 10 %.

- Nitrofurantoin: Es besteht hohe Wirksamkeit bedingt durch niedrige Resistenzraten(1-2 %) bei relativer Toxizität. Wird mit 100 mg 2 × tgl. über 5 bis 7 Tage verabreicht.

- Ciprofloxacin: Wird beim HWI mit 2 × 250 mg eingesetzt. Hohe Resistenzraten bei ESBL-Bildnern (70-80 %) erlauben den Einsatz der Substanzklasse der Chinolone nur nach vorausgehender Resistenztestung.

- β-Laktamantibiotika mit Lakatamaseinhibitoren (z.B. Amoxicillin/Clavulansäure, Piperacillin/Tazobactam): sollen nicht primär eingesetzt werden, können aber wenn sich bereits unter begonnener Therapie der Erreger in der Harnkultur als ESBL-Produzent herausstellt, belassen werden, wenn der Patient klinisch anspricht. Die neuen EUCAST- und CLSI-Richtlinien tragen dem Rechnung, denn diese Substanzen stellen bei gering exprimierenden ESBL Bildnern durchaus eine Alternative dar, da sie eine relativ hohe Harnkonzentrationen aufweisen.

■ **Parenterale Therapieoptionen**

- Ertapenem: kann in dieser Indikation mit 1 × 1 g i.v. als "Schmalspektrumpenem" über 5 Tage eingesetzt werden

- Meropenem und Doripenem: Kommen dann zum Einsatz wenn sich der Therapieerfolg nicht einstellt oder klinische Anzeichen eines aufsteigenden Harnwegsinfektes oder Zeichen der Urosepsis vorhanden sind

3.2.4.3. Invasive Infektionen durch ESBL-bildende *Enterobacteriaceae*

Invasiv bedeutet hier den Nachweis in der Blutkultur (verbunden mit klinischen Zeichen der Sepsis/Septikämie) oder in intraoperativ/invasiv gewonnenen Materialien (intraabdominell, Gelenkpunktate, Bronchialsekret, BAL). Hier wird mit Doripenem 3 × 500 mg bis 3 × 1 g beim schwer septischen Patienten (Einzeldosis über 4 h appliziert) oder mit Meropenem 3 × 1-2 g jeweils mindestens über 10 Tage therapiert.

3.3. Klasse-C-β-Laktamasen

AmpC β-Laktamasen sind hauptsächlich Cephalosporinasen. Die genetische Information der meisten AmpC-Enzyme (Klasse C, Gr. 1) liegt auf dem Chromosom. Die AmpC β-Laktamasen von *Enterobacter cloacae, E. aerogenes, Citrobacter freundii, Morganella morganii, Serratia marcescens, Providencia* spp. und seltener von *Pseudomonas aeruginosa* können induziert und dadurch die Enzymmenge durch komplexe Regulationsmechanismen angepasst werden (☞ Abb. 3.6). Die erhöhte β-Laktamasemenge durch Induktion wirkt sich im allgemeinen klinisch kaum aus. Wenn der Regulationsmechanismus für die β-Laktamasebildung aber durch Mutationen gestört ist (= dereprimierte, konstitutive Hyperproduktion), kann das Enzym permanent in sehr großen Mengen gebildet werden (☞ Abb. 3.7). Cephalosporine der 3. Generation (Cefotaxim, Ceftriaxon, Ceftazidim u.a.) sowie Cefoxitin und Aztreonam können solche mutierten (dereprimierten) Bakterienzellen, die in einer Häufigkeit von bis zu 10^{-5} in einer Population auftreten, während der Therapie selektionieren, da die nicht-mutierten Zellen eliminiert werden, die mutierten übrig bleiben und sich vermehren. Klinisch gesehen kommt es zur Resistenzentwicklung während der Therapie. Selektionierte dereprimierte Stämme mit Resistenz gegen Cephalosporine, Acylureidopenicilline + β-Laktamaseinhibitoren und Aztreonam können dann im Krankenhaus verbreitet werden. Obwohl auch *Serratia* spp., *Morganella morganii* und *Providencia* spp. induzierbare β-Laktamasen bilden, treten Resistenz- und Therapieprobleme hauptsächlich bei *Enterobacter cloacae* und *Citrobacter freundii* auf. Die bessere Wirkung der Cephalosporine der 4. Generation gegenüber AmpC-Bildnern beruht auch auf der effizienteren Penetration durch die Porine der äußeren Zellwand und kann daher durch Porinverlust reduziert werden. Ein Teil der AmpC-überproduzierenden Enterobacter-Stämme bilden zusätzlich ESBL. *Escherichia coli* unterscheidet sich von Enterobacter durch den fehlenden Regulationsmechanismus seiner AmpC β-Laktamase, die nur in sehr geringen Mengen gebildet wird.

3.3. Klasse-C-β-Laktamasen

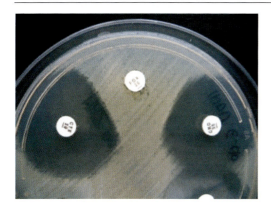

Abb. 3.6: AmpC-Induktion bei *E. cloacae*. Im Agardiffusionstest lässt sich die Induktion der AmpC β-Laktamase beobachten. Cefoxitin (FOX) induziert die *ampC*-Expression, was zu einer Abflachung der Hemmhöfe von Cefotaxim (CTX) und Ceftriaxon (CRO) auf der Seite des Cefoxitin-Plättchens führt.

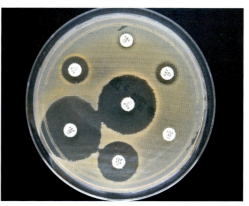

Abb. 3.7: Konstitutive Überexpression des AmpC bei *E. cloacae*. Typische Agardiffusionstestung mit Resistenz gegen Augmentin (AMC), Cefoxitin (FOX), Aztreonam (ATM) und 3.-Generations-Cephamosporine (Ceftazidim – CAZ). AmpC β-Laktamasen sind nur geringgradig durch Tazobactam hemmbar, daher resultiert ein etwas größerer Hemmhof (TZP). Cephalosporine der 4. Generation wie Cefepim (FEP) und Carbapeneme (Meropenem – MEM) sind noch empfindlich.

Seit einigen Jahren werden weltweit auch zunehmend plasmidische AmpC-Enzyme nachgewiesen, die Cephalosporine der 3. Generation, Cefoxitin und Aztreonam zerstören und von β-Laktamaseinhibitoren nicht gehemmt werden. Zu den häufigsten plasmidischen AmpC-Enzymen gehören CMY-, ACT-, FOX-, DHA- und ACC-Enzyme. Klebsiellen stellen das Hauptreservoir für die plasmidkodierten AmpC-Enzyme dar, aber auch in anderen Enterobakterien werden sie gefunden.

Antibiotika	Staphylokokken-Penicillinasen	TEM-1, -2 SHV-1	Klassische ESBL	AmpC (dereprimiert)	Metalloenzyme
Penicillin, Aminopenicilline	+	+	+	+	+
Aminopenicillin + BLI	+++	++	++	+	+
Piperacilin/Tazobactam	+++	+++	++(+)	+	+
Cephalosporin 1. Gen.	+++	++	+	+	+
Cephalosporin 2. Gen.	+++	+++	+	+	+
Cephalosporin 3. Gen.	+++	+++	+	+	+
Cephalosporin 4. Gen.	+++	+++	++	++	+
Aztreonam	-	+++	+	+	+++
Carbapeneme	+++	+++	+++	+++	+

Tab. 3.6: Widerstandsfähigkeit von β-Laktamantibiotika gegenüber β-Laktamasen. Widerstandsfähigkeit: +++ = stark; ++ = mittel; + = gering oder keine. BLI: β-Laktamaseinhibitor (Clavulansäure, Sulbactam, Tazobactam).

Eine neuere Entwicklung ist das Vorkommen von AmpC-Enzymen mit erweitertem Spektrum (*Extended-Spectrum AmpC* = **ESAC**), die auch Cefepim und Cefpirom erfassen. Diese Enzyme wurden in klinischen Isolaten von *Enterobacter cloacae, Enterobacter aerogenes, Serratia marcescens, Citrobacter freundii* und *E. coli* gefunden. Sie weisen strukturelle Modifikationen in speziellen Regionen des Enzyms auf. Die meisten ESAC-β-Laktamasen sind chromosomal kodiert. Es wurden jedoch auch schon plasmidkodierte CMY-10 beschrieben.

3.4. Carbapenemasen

Carbapeneme gehören zu den empfohlenen Therapeutika bei schweren Infektionen durch ESBL-bildende Enterobakteriazeen. Da Porindefekte von ESBL- oder AmpC-bildenden Bakterien zu einer klinisch relevanten Resistenz gegen Carbapeneme (v.a. Ertapenem) führen können, sollten regelmäßige Therapiekontrollen mit Resistenzbestimmungen durchgeführt werden. Die zunehmende Zahl an ESBL-Bildnern und der damit steigende Einsatz von Carbapenemen werden unweigerlich zur Selektion von Carbapenemase-tragenden Bakterien beitragen.

3.4.1. Klasse-A-Carbapenemasen

Serin-Carbapenemasen (Ambler-Klasse-A-Enzyme) sind in der Lage, β-Laktamantibiotika einschließlich Aztreonam und der Carbapeneme zu hydrolysieren. Die erste Serin-Carbapenemase wurde in einer *Klebsiella pneumoniae* entdeckt und dementsprechend KPC (*Klebsiella pneumoniae* Carbapenemase) benannt. Klasse-A-Carbapenemasen werden durch β-Laktamaseinhibitoren mäßig gehemmt. KPC- und GES-Enzyme sind übertragbar (plasmidkodiert) und können sich daher schnell ausbreiten. KPC bildende *K. pneumoniae* Isolate sind inzwischen in den USA, Israel und Griechenland weit verbreitet. Über Transposons und Plasmide können KPCs auch auf andere Enterobakteriazeen, *Pseudomonas aeruginosa* und *Acinetobacter* spp. übertragen werden. KPC-Produzenten entgehen zum Teil einer phänotypischen Identifizierung im Labor, da die MHK nicht immer über dem *breakpoint* liegen, verschiedene Resistenzmechanismen zusammenspielen oder das phänotypische Bild eines klassischen ESBL-Bildners entsteht.

3.4.2. Klasse-B-Carbapenemasen (Metalloenzyme)

Metallo-β-Laktamasen (Ambler-Klasse-B-Enzyme wie z.B. IMP, VIM, NDM) können Carbapeneme hydrolysieren und besitzen ebenfalls hydrolytische Aktivität gegen Penicilline und Cephalosporine. Aztreonam stellt hingegen kein Target für die Enzyme dar. *Stenotrophomonas maltophilia* besitzt eine chromosomal kodierte Carbapenemase und ist daher gegen Carbapeneme natürlich resistent. Durch starken Einsatz der Carbapeneme können die Bakterien als "Hauskeime" in Krankenhäusern selektioniert werden. Metallo-β-Laktamasen haben sich zunächst in Nonfermentern wie *Pseudomonas aeruginosa* und *Acinetobacter baumannii* verbreitet, kommen inzwischen aber auch in Enterobakteriazeen vor.

Im Gegensatz zu den Enterobakteriazeen ist Carbapenemresistenz bei *Pseudomonas aeruginosa* nicht unüblich. Carbapenemresistenz kann in *Pseudomonas aeruginosa* durch Metallo-β-Laktamasen, zumeist vom VIM-Typ (Verona Integron-kodierte Metallo-β-Laktamase), verursacht werden. Häufiger sind jedoch Porindefekte (OprD), welche vor allem zur Imipenemresistenz führen oder Effluxpumpen wie MexAB-OprM, welche zur Resistenz gegen Meropenem und Doripenem führen. *Klebsiella pneumoniae* Isolate, die VIM-Enzyme bilden, kommen endemisch in Griechenland vor. VIM-Carbapenemasen besitzen eine breite Substratspezifität und eine hohe Affinität für Carbapeneme, welches zumeist zu hohen MHK-Werten führt. Problematisch ist die Tatsache, dass Bakterien häufig mehrere β-Laktamasen mit überlappendem Hydrolysierungsprofil bilden, so dass auch Aztreonam keine Therapieoption mehr darstellt. Zum Teil sind bei derartigen Isolaten nur noch Tigecyclin und Colistin wirksam. Die niedrigen Serumkonzentrationen dieser beiden Antibiotika sind insbesondere bei der Therapie einer Sepsis problematisch. Tigecyclin hat zudem keine Wirksamkeit bei *P. aeruginosa* und *Proteus* spp.

In den letzten Jahren wurden *Klebsiella pneumoniae* Isolate beschrieben, die NDM (Neu Delhi Metallo-β-Laktamase)-Enzyme bilden (☞ Abb. 3.8). Das erste dieser Isolate wurde bei einem Patienten aus Schweden isoliert, der in Indien einen Harnwegsinfekt akquiriert hatte. Seitdem haben sich *K.*

pneumoniae, E. coli und *Acinetobacter baumannii* Isolate mit diesem Resistenzmechanismus weltweit verbreitet. Endemisch treten Isolate mit NDM-Carbapenemasen vor allem in Indien und Pakistan auf. Oft tragen die Isolate weitere Resistenzdeterminanten, so dass die Therapieoptionen sehr begrenzt sind (☞ Abb. 3.8).

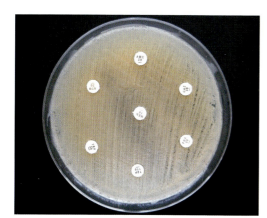

Abb. 3.8: NDM-bildende *Klebsiella pneumoniae*; Resistenz gegen alle getesteten β-Laktamantibiotika. Bedingt durch die gleichzeitige Bildung einer Extended-Spektrum-β-Laktamase ist auch Aztreonam (ATM) nicht mehr wirksam.

3.4.3. Klasse-D-Carbapenemasen

Die wichtigsten β-Laktamasen der Klasse D sind die OXA-Enzyme, die mittlerweile über 200 Varianten aufweisen.

OXA-Carbapenemasen weisen unterschiedliche Substratprofile auf. Generell hydrolisieren sie Penicilline und ältere Cephalosporine. Cephalosporine der 3. Generation und Aztreonam werden meistens nur schwach hydrolisiert. Dasselbe gilt für Carbapeneme. Bei Imipenem führt erst die Kombination mit anderen Resistenzmechanismen zu einer klinisch relevanten Resistenz. Clavulansäure hemmt OXA-Enzyme nicht oder nur schwach, Tazobactam etwas besser. OXA-Enzyme, die chromosal kodiert sind, verbreiten sich nur sehr langsam. Bei verstärktem Selektionsdruck durch Carbapeneme könnten aber plasmidkodierte OXA-Enzyme schnell überhand nehmen.

Am bedeutendsten sind OXA-Enzyme bei *Acinetobacter baumannii*. Dieses Bakterium bildet immer ein OXA-51-Enzym. Zusätzlich dazu kommt bei Carbapenem-resistenten Stämmen mindestens eine weitere β-Laktamase der Gruppe OXA-23, OXA-24 oder OXA-58. Seltener kommen die Metalloenzyme IMP, VIM und SIM vor.

Klebsiella pneumoniae mit der Klasse D OXA-48 Carbapenemase haben mehrere Ausbrüche in der Türkei verursacht. Stämme mit OXA-48 Enzymen stellen ein diagnostisches Problem dar, da die Isolate meist empfindlich gegen Cephalosporine der 3. und 4. Generation und Aztreonam erscheinen und nur geringe Resistenzhöhen gegen Carbapeneme zeigen.

3.4.4. Diagnostik und Therapie

Das Auftreten Carbapenemase bildender Bakterien stellt sowohl eine Herausforderung hinsichtlich der Antibiotikatherapie einzelner Patienten, als auch in der Infektionskontrolle dar. Patienten müssen isoliert und ein stringentes Hygieneregime etabliert werden, um Kreuzinfektionen zu verhindern. Voraussetzung für ein solches Handeln ist die frühzeitige Erkennung von Carbapenemase bildenden Bakterien. Carbapenemasen können entweder gemäß Empfehlungen des CLSI mittels des modifizierten Hodge-Testes detektiert werden (☞ Abb. 3.9) oder alternativ mittels Hemmbarkeit der Carbapenemasen durch EDTA (Metallo-β-Laktamasen) oder Boronsäure (KPC). Für die OXA-Carbapenemasen steht kein spezifischer Hemmstoff zur Verfügung. Schon die Erkennung einzelner β-Laktamasen ist sehr komplex. Eine Kombination verschiedener β-Laktamasen in einem Bakterium macht eine phänotypische Identifizierung zum Teil unmöglich – hier helfen nur molekularbiologische Methoden.

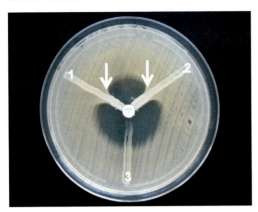

Abb. 3.9: Nachweis von Carbapenemasen durch den Hodge-Test. Die gesamte Fläche einer Agarplatte wird mit einer empfindlichen *E. coli* ATCC 25922 inokuliert. Ein Meropenem-Plättchen wird zentral aufgelegt, anschliessend werden die Teststämme ausgehend von dem Plättchen als gerade Linie ausgestrichen. Ein verstärktes Wachstum der empfindlichen *E. coli* ATCC 25922 in der Nähe der Teststämme 1 und 2 deutet auf die Produktion einer Carbapenemase hin (Pfeile).

Das CLSI hat die Grenzwerte für Carbapeneme deutlich reduziert, um eine bessere Erkennung von Carbapenemase-bildenden Bakterien über den MHK-Wert zu ermöglichen. Einige Carbapenemase-bildende Bakterien zeigen dennoch MHK-Werte, die gemäß CLSI- oder EUCAST-Kriterien im sensiblen Bereich liegen. Ob für diese Isolate Carbapeneme eine Therapieoption sind, bleibt wissenschaftlich umstritten.

3.5. Hygienemanagement

Beim Auftreten von ESBL bildenden Bakterien ist – wie bei MRSA auch – das oberste Ziel, die Übertragung von einem Patienten auf einen anderen zu verhindern. Wesentlich ist daher die strikte Einhaltung von Standard-Hygienemaßnahmen, vor allem korrekte Händehygiene wie das Tragen von Einmalhandschuhen bei Tätigkeiten am Patienten mit Übertragungsgefahr sowie Händedesinfektion beim Personal nach jedem Patientenkontakt, bei Patienten nach Toilettenbesuch und bei Besuchern nach Verlassen des Zimmers. Eine Isolierung des Patienten im Einzelzimmer ist in der Regel nicht notwendig, nur wenn Patienten als Streuquellen angesehen werden (offene Tracheal-Absaugung, großflächiger Dekubitus, nicht kooperative Patienten mit Diarrhoe) wird diese dringend empfohlen. Keineswegs sollten ESBL-Patienten gemeinsam mit Hochrisikopatienten untergebracht werden. Eine Kohortierung von ESBL-Patienten ist möglich.

Von den bisher beschriebenen Maßnahmen können Patienten mit Harnwegsinfekt durch ESBL bildende *E. coli* (mit und ohne Dauerkatheter) bei gut funktionierender Standardhygiene ausgenommen werden. Auf die Händedesinfektion nach Patientenkontakt ist immer konsequent zu achten.

Spezielle Hygienemaßnahmen brauchen üblicherweise nicht ergriffen werden. Ausbrüche durch ESBL-Bildner sind überwiegend durch *Klebsiella* bedingt und nur selten durch *E. coli*.

Es können ESBL-spezifische Überlegungen angestellt werden:

- Keim-differenzierte Vorgehensweise: ESBL bildende *E. coli* versus ESBL bildende *Klebsiella* (*E. coli* weniger leicht übertragbar als *Klebsiella*!)
- Patienten-differenzierte Vorgehensweise: Disperser (= Streuer, s.o.) versus Non-Disperser (Kontaktisolierung im Einzelzimmer bei Dispersern)
- Situations-differenzierte Vorgehensweise: Patient in Intensivstationen versus Patient in extramuralen Pflegeeinrichtungen (Intensivpatient nach Möglichkeit Einzelisolierung, bei Pflegebedürftigen ist eine gute Standardhygiene ausreichend)

Im Unterschied zu MRSA, die wie alle Staphylokokken auf der Haut vorkommen und vergleichsweise umweltresistent sind, haben ESBL-Bildner ihr natürliches Vorkommen in der Darmflora und benötigen ein feuchtes Milieu, um länger zu überleben. Ein weiterer Unterschied zu MRSA besteht darin, dass eine Eradikation der ESBL bildenden Bakterien beim Keimträger als nicht Erfolg versprechend gilt. Wie bei MRSA sind die üblichen gelisteten Desinfektionsmittel wirksam. Auch können Geschirr und Wäsche von ESBL-Patienten wie gewöhnlich aufbereitet und medizinischer Abfall wie sonst entsorgt werden, es ist nur sicherzustellen, dass bei den Manipulationen keine Keimstreuung erfolgt. Vor allem soll nicht vergessen werden, dass ESBL-Stämme keine Gefahr für gesunde Menschen darstellen.

Ausblick

4. Ausblick

Sind wir auf dem Weg in eine "postantibiotische Ära", in der nicht mehr zu therapierende Infektionen zur Tagesordnung gehören? Bei vermehrter unkritischer Verwendung von Antibiotika (β-Laktamantibiotika, aber auch anderer Gruppen) und wachsendem Selektionsdruck werden sich besonders β-Laktamasen, die auf mobilen genetischen Elementen kodiert sind, schnell weltweit verbreiten. Ein kleiner Vorgeschmack war die schnelle Verbreitung der klassischen ESBL, die innerhalb kurzer Zeit zu einem ernst zu nehmenden Problem bei der Therapie von Enterobakterien geworden sind, indem sie die Therapieoptionen einschränken. Wir werden in den nächsten Jahren sicher mehr über ESBL, aber auch Carbapenemasen und plasmidische AmpC β-Laktamasen hören.

Während sich die Resistenzlage bei den Gram-positiven Bakterien stabilisiert hat, nimmt die Resistenz Gram-negativer Pathogene in bedenklichem Maß zu. Durch die zunehmende Anzahl und Komplexität der Resistenzdeterminanten wird die empirische Therapie von Gram-negativen Infektionen komplexer und bedarf einer engen Kooperation von Klinik und Mikrobiologie. Die Zahl der β-Laktamasen mit mehr als 800 Enzymen (☞ http://www.lahey.org/Studies) und deren variable Expression stellen ein diagnostisches, therapeutisches und hygienisches Problem dar. So gibt es keine labordiagnostischen Tests, die alle β-Laktamasen erfassen können.

Der Nachweis der bekannten β-Laktamasen stellt somit eine Herausforderung für jedes mikrobiologische Labor dar. Auch wenn CLSI und EUCAST die Nachweise der β-Laktamasen mit erweitertem Spektrum nicht mehr zwingend fordern, sollten die mikrobiologischen Laboratorien diese Untersuchungen aus epidemiologischen und krankenhaushygienischen Gründen unbedingt beibehalten und weiter ausbauen. Exakte Resistenztestungen mit einer fundierten Interpretation der zugrundeliegenden Resistenzmechanismen, sowie ein epidemiologisches Monitoring resistenter Bakterien sind Grundvoraussetzung für die empirische und kausale Therapie.

Für die Zukunft ist kaum eine Lösung des Resistenzproblems bei Gram-negativen Erregern durch die Entwicklung neuer Antibiotikagruppen zu erwarten. Als Therapieoption werden alte Konzepte reaktiviert. Dazu gehört die Kombination eines β-Laktams mit einem β-Laktamaseinhibitor. Ceftazidim und ein neu entwickeltes Cephalosporin mit Schwerpunkt im Gram-positiven Bereich (Ceftarolin) werden mit einem neuen β-Laktamaseinhibitor (NXL-104) kombiniert, wodurch ESBL und AmpC-Enzyme gehemmt werden. Ebenfalls gearbeitet wird an der Kombination Monobactam und β-Laktamaseinhibitor.

Antibiotika entfalten ihre Wirkung nicht nur auf die Bakterien im Infektionsherd, sondern auf die gesamte Bakterienpopulation des Menschen. Die Selektion resistenter Mutanten in dicht besiedelten Kompartimenten wie dem Darm erfolgt viel wahrscheinlicher als die Selektion am Infektionsort. Bakterienzahlen von bis zu 10^{12} Bakterien pro Gramm Stuhl bilden optimale Voraussetzungen für eine Resistenzamplifikation. Solange keine standardisierten Screeningverfahren etabliert werden, bleiben viele Träger von resistenten Enterobakterien unentdeckt.

Die Lösung des Resistenzproblems wird in näherer Zukunft nicht in der Verfügbarkeit neuer Antibiotika liegen. Entscheidend für die zukünftige Entwicklung ist ein rationaler und zurückhaltender Einsatz der Antibiotika, um möglichst geringe Kollateralschäden in der Normalflora zu setzen. Nur ein generell reduzierter Selektionsdruck und rigorose Hygienemaßnahmen können helfen, dass das Resistenzproblem nicht ausufert und uns ohne Therapieoptionen zurücklässt.

Es liegt also an uns, welche Antibiotika auch in Zukunft wirksam sein werden.

Literatur

5. Literatur

Auer S, Wojna A, Hell M. Oral treatment options for ambulatory patients with urinary tract infections caused by extended-spectrum-beta-lactamase-producing *Escherichia coli*. Antimicrob Agents Chemother 2010;54(9): 4006-8

AURES 2010 - Resistenzbericht Österreich - AGES. www.ages.at/ages/gesundheit/mensch/.../aures-2010/ 23. Nov. 2011

Buehlmann M, Bruderer T, Frei R, Widmer AF. Effectiveness of a new decolonization regimen for eradication of extended-spectrum β-lactamase-producing Enterobacteriaceae. J Hosp Infect 2011;77(2):113-7

Bush K, Fisher JF. Epidemiological expansion, structural studies, and clinical challenges of new β-lactamases from gram-negative bacteria. Annu Rev Microbiol 2011;65: 455-478.

Bush K, Jacoby GA, Medeiros AA. A functional classification scheme for beta-lactamases and its correlation with molecular structure. Antimicrob Agents Chemother 1995;39(6):1211-33

Calfee DP, Salgado CD, Classen D, Arias KM, Podgorny K, Anderson DJ et al. Strategies to prevent transmission of methicillin-resistant *Staphylococcus aureus* in acute care hospitals. Infect Control Hosp Epidemiol 2008;29 Suppl 1:S62-80

Cornaglia G, Giamarellou H, Rossolini GM. Metallo-β-lactamases: a last frontier for β-lactams? Lancet Infect Dis 2011;11:381-393.

Goddard S, Muller MP. The efficacy of infection control interventions in reducing the incidence of extended-spectrum β-lactamase-producing Enterobacteriaceae in the nonoutbreak setting: A systematic review. Am J Infect Control 2011;39(7):599-601.

Gupta N, Limbago BM, Patel JB, Kallen AJ. Carbapenem-resistant Enterobacteriaceae: epidemiology and prevention. Clin Infect Dis 2011;53(1):60-7.

Hans-Jörg Linde, Norbert Lehn. Krankenhaushygiene up2date 3 OE2008 OEDOI 10.1055/s-2007-995561

Howden BP, Davies JK, Johnson PD, Stinear TP, Grayson ML. Reduced vancomycin susceptibility in *Staphylococcus aureus*, including vancomycin-intermediate and heterogeneous vancomycin-intermediate strains: resistance mechanisms, laboratory detection, and clinical implications. Clin Microbiol Rev 2010;23:99-139.

Jacoby GA. AmpC beta-lactamases. Clin Microbiol Rev 2009;22:161-82

Kola A, Holst M, Chaberny IF, Ziesing S, Suerbaum S, Gastmeier P. Surveillance of extended- spectrum beta-lactamase-producing bacteria and routine use of contact isolation: experience from a three-year period. J Hosp Infect 2007;66(1):46-51.

Liu C, Bayer A, Cosgrove SE, Daum RS, Fridkin SK, Gorwitz RJ et al. Clinical practice guidelines by the infectious diseases society of america for the treatment of methicillin-resistant *Staphylococcus aureus* infections in adults and children. Infectious Diseases Society of America. Clin Infect Dis 2011;52(3):e18-55

Nordmann P, Cuzon G, Naas T. The real threat of *Klebsiella pneumoniae* carbapenemase-producing bacteria. Lancet Infect Dis 2009; 9:228-236.

Oteo J, Pérez-Vázquez M, Campos J. Extended-spectrum [beta]-lactamase producing *Escherichia coli*: changing epidemiology and clinical impact. Curr Opin Infect Dis 2010;23(4):320-6.

Patel G, Bonomo RA. Status report on carbapenemases: challenges and prospects. Expert Rev Anti Infect Ther 2011;9(5):555-70.

Randall LP, Clouting C, Horton RA, Coldham NG, Wu G, Clifton-Hadley FA, Davies RH, Teale CJ. Prevalence of *Escherichia coli* carrying extended-spectrum β-lactamases (CTX-M and TEM-52) from broiler chickens and turkeys in Great Britain between 2006 and 2009. J Antimicrob Chemother. 2011;66(1):86-95

Robert C. Moellering, Jr. MRSA: the first half century. J Antimicrob Chemother 2012;67(1):4-11

Walsh TR. Emerging carbapenemases: a global perspective. Int J Antimicrob Agents. 2010;36 Suppl 3:S8-14.

www.mrsa-net.eu

Glossar

6. Glossar

Abkürzung	Bedeutung
ACC	Ambler Class C-β-Laktmase
ACT	Von *Acidaminococcus fermentans* gebildete plasmidische Class C-β-Laktamase
AmpC	i.d.R. Chromosomale β-Laktamase, die Penicilline und Cephalsoprine der 1. Generation spaltet und bei Überproduktion auch der Cephalosporine der 2. und 3. Generation sowie Aztreonam
BAL	Bronchoalveoläre Lavage
BES	Brazil extended spectrum, ESBL
BIL	nach Patient Bilal benannte plasmidische Class C β-Laktamase
CA MRSA	Community Associated MRSA
CDC	*Centers for Disease Control*
CLSI	*Clinical Laboratory Standards Institute*
CMY	Cephamycin hydrolisierend, plasmidische Class C β-Laktamase
CTX-M	cefotaxime hydrolyzing Munich
DHA	In Dhahran, Saudi Arabien, entdeckte plasmidische Class C β-Laktamase
DNA	Desoxyribonucleic-acid = Desoxyribonukleinsäure
E. coli	*Escherichia coli*
EARS-Net	*European Antimicrobial Resistance-Netzwerk*
ECOFF	Epidemiological Cutt-OFF – Werte von Bakterien-Wildtypen zur Festlegung von in vitro Empfindlichkeitsgrenzwerten gegenüber antibiotisch wirksamer Substanzen
EDTA	Ethylendiamintetraessigsäure, bildet Chelatkomplexe mit Kationen
EHEC	Enterohämorrhagische *Escherichia coli*
EMA	*European Medicines Agency*
ESAC	Extended Spectrum AmpC
ESBL	Extended spectrum β-Laktamase, bezeichnet nur das bakterielle Enzym und kein bestimmtes Bakterium
ESCMID	*European Society of Clinical Microbiology and Infectious Diseases*
EUCAST	*European Committee on Antimicrobial Susceptibility Testing*; www.eucast.org
FOX	AmpC, welches Resistenz gegen Cefoxitin bewirkt
GES	Guyana extended spectrum, ESBL
GIM-1	German imipenemase

Abkürzung	Bedeutung
GISA	Glykopeptid Intermediärer *Staphylococcus aureus*
HA MRSA	Hospital Associated MRSA
HIV	Humanes Immundefizienz Virus
h-VISA	heterogener Vancomycin Intermediärer *Staphylococcus aureus*
HWI	Harnwegsinfekt
i.v.	intravenös
IBC	Integron-borne cephalsporinase, ESBL
IMI	imipenem-hydrolyzing β-lactamase
IMI/NMC-A	imipenemase/non-metallocarbapenemase-A
IMP-1	active on imipenem
KG	Kilogramm Körpergewicht
KPC	*K. pneumoniae* carbapenemase
LA MRSA	Livestock-associated MRSA, d.h. Tierzucht-assoziert, meist auch mit der Subtyp-Bezeichnung ST398 versehen
LAT	AmpC, welches Resistenz gegen Latamoxef bewirkt
mecA	chromosomales Gen, das für die Methicillin Resistenz (PBP2a) kodiert
MexAB-OprM	Efflux-System mit breitem Spektrum, besonders für Pseudomonas relevant
MHK	Minimale Hemmkonzentration
MIR	In Miriam Hospital entdeckte plasmidische Class C β-Laktamase
MOX	AmpC, welches Resistenz gegen Moxalactam bewirkt
MRSA	Methicillin Resistenter *Staphylococcus aureus*
MRSA ST398	MRSA vom Sequenz-Typ 398, typischer LA-MRSA
MSSA	Methicillin Sensibler *Staphylococcus aureus*
NDM	New Dehli metallo-β-lactamase
NMC	not metalloenzyme carbapenemase
NMC-A	not metalloenzyme carbapenemase-A
OprD	outer membrane porin D; Spezifisches Porin, das Imipenem die Penetration durch die äußere Membran gramnegativer Bakterien ermöglicht
OXA	oxacillin-hydrolyzing
p.o.	peroral
PBP	Penicillin Binde-Protein

Abkürzung	Bedeutung
PER	Pseudomonas extended resistance, extended spectrum β-lactamase
R	resistent
SCCmec	Staphylococcal Chromosome Cassette mec
SFO	*Serratia fonticola*, ESBL
SHV	Sulfhydryl variable
SIM-1	Seoul imipenemase
SME	*S. marcescens* enzyme
SME	*Serratia marcescens* enzyme, class A carbapenemase
SPM-1	Sao Paulo metallo-β-lactamase
STEC	Shiga-Toxin produzierende *E. coli*
TEM	Temoneira, griechischer Patientenname
tgl.	täglich
TLA	Tlahuicas Indians, ESBL
TMP-SMX	Trimethoprim-Sulfamethoxazol
Toho	In Toho University School of Medicine entdeckte extended spectrum β-lactamase
VanA	Ligase, ligiert D-Ala und D-Lac
vanA Operon	Gencluster, welches zur hochgradigen Gykopeptidresistenz führt
VanH	Dehydrogenase, reduziert Pyruvat zu D-Lactat
VanX	Dipeptidase, hydrolysiert D-Ala-D-Ala
VEB	Vietnam extended β-Lactamase, ESBL
VIM-1	Verona integron-encoded metallo-β-lactamase
VISA	Vancomycin Intermediärer *Staphylococcus aureus*
VRE	Vancomycin Resistente Enterokokken
VRSA	Vanocmycin Resistenter *Staphylococcus aureus*

Tab. 6.1: Im Buch verwendete Abkürzungen und deren Bedeutung.

Index

Index

A

Abszesse 24
Acinetobacter 30
Amoxicillin 33
Aztreonam 39

B

Bakteriämie 24
beta-Laktamantibiotika 13
    Widerstandsfähigkeit gg. beta-Laktamasen 39
beta-Laktamasehemmer 33
beta-Laktamasen
    AmpC beta-Laktamasen 38
    Charakterisierung 32
    Einteilung 30
    mit erweitertem Spektrum 30
    Klasse C 38, 39
    mit erweitertem Wirkspektrum 16
    Nomenklatur 30
    Resistenzmechanismus 30
    Vorkommen 30
Breitspektrum-Cephalosporine 34

C

CA-MRSA 22
Carbapenemasen 36, 40
    Diagnostik 41
    Klasse A 40
    Klasse B (Metalloenzyme) 40
    Klasse D 41
    Therapie 41
Carbapeneme 33
    und beta-Laktamasen 39
Cefotaxim 33
Ceftazidim 33
Cephalosporinasen 36
Cephalosporine 33
    Breitspektrum- 34
    und beta-Laktamasen 39
Ciprofloxacin 38
Citrobacter freundii 40
Clavulansäure 33
Clindamycin 24
Clostridium difficile 15
CLSI 15
community acquired pneumonia 24

D

Daptomycin 24
Doripenem 33
Doxycyclin 24

E

E. coli 30, 37, 40
ECOFF 15
Endokarditis 24
Enterobacter 30
Enterobacter aerogenes 40
Enterobacter cloacae 40
Enterobacteriaceae 38
Ertapenem 33, 38
ESBL 30
    Definition 33
    Diagnostik 35
    Einteilung 33
    Enterobacteriaceae-Infektionen 38
    Epidemiologie 34
    Therapie 36
EUCAST 15
Extended-Spectrum AmpC (ESAC) 40

F

Fosfomycin 34, 37
Furunkulose 24

G

Glykopeptide 27
Glykopeptid-intermediäre S. aureus (GISA) 28
Glykopeptid-Resistenz 27
Gonokokken 30

H

Haemophilus 30
HA-MRSA 22
Harnwegsinfektionen 34, 37
Haut-/Weichteil-Infektionen 23
Hetero-VISA (h-VISA) 28
Hodge-Test 42
Hygiene 42
Hygienemaßnahmen 17, 25, 42

I

Imipenem 33

K

Klappenchirurgie 24
Klappenprotheseninfektion 24
Klebsiella pneumoniae 30, 35, 40

L

Linezolid 24

Stichwortregister

M

- Meropenem 33, 38
- Metalloenzyme 31, 40
- Methicillinresistenz 21
  - Mechanismus 21
- MHK 15
- minimale Hemmkonzentration 15
- Minocyclin 24
- Monobaktame 33
- MRSA 20
  - Bakteriämie/Septikämie 24
  - community-associated 22
  - Definition 20
  - Endokarditis 24
  - Entwicklung 20
  - Epidemiologie 21
  - in Europa 22
  - Haut-/Weichteil-Infektionen 23
  - hospital-associated 22
  - livestock-associated 22
  - Nachweis 23
  - Osteomyelitis/Arthritis 25
  - Pneumonie 24
- Mutation 14

N

- Nitrofurantoin 34, 38
- Nonfermenter 40

O

- Osteomyelitis 25
- OXA-Carbapenemasen 41
- OXA-Enzyme 41

P

- Penicillin
  - historische Entwicklung 20
  - und beta-Laktamasen 39
- Penicillinasen 20, 36
- Penicilline 33
- Penicillium notatum 20
- Pivmecillinam 34, 37
- Plasmide 13, 14, 34, 40
- Pneumonie 24
- Proteus mirabilis 30
- pseudomembranöse Colitis 15
- Pseudomonas 30
- Pseudomonas aeruginosa 40

R

- Resistenz, bakterielle 13
  - Strategien gegen 16
- Resistenzmechanismen 13
  - bei ESBL 30
  - bei MRSA 21
- Resistenznachweis 15

S

- Serratia marcescens 40
- Shiga-Toxin 37
- Staphylococcus aureus 23
- Staphylokokken 20, 30
  - Glykopeptid-Resistenz 27
- Streptokokken 20
  - beta-hämolysierende 24
- Sulbactam 33

T

- Tazobactam 33
- Tetrazykline 24
- Trimethoprim-Sulfamethoxazol 24
- Trometamol 37

V

- Vancomycin 24, 25
  - Dosierung 25
  - Grenzwerte 28
  - in der Pädiatrie 25
- Vancomycin-intermediäre S. aureus (VISA) 27
- VISA 27
- VRSA 27

W

- Wildtyp 13

Klinische Lehrbuchreihe
...Kompetenz und Didaktik!

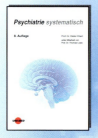
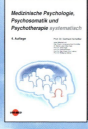
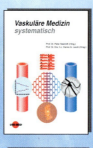
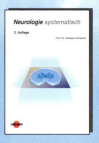
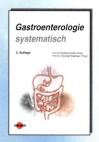
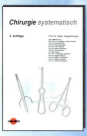
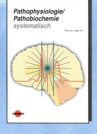
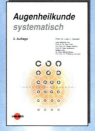
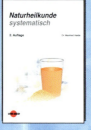
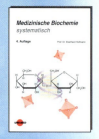
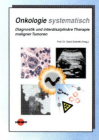
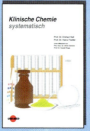
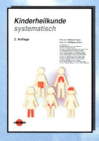
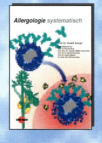
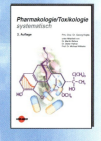
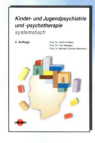
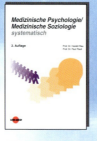
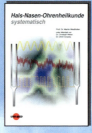
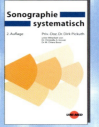
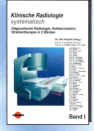
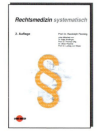
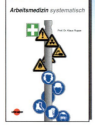
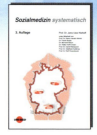
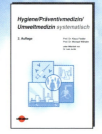
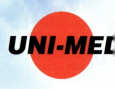

UNI-MED

Diagnostik – Therapie – Forschung
UNI-MED SCIENCE – Topaktuelle Spezialthemen!

Alle Details zu unseren Büchern aktuell unter www.uni-med.de

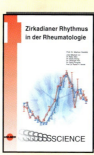
Zirkadianer Rhythmus in der Rheumatologie
1. Auflage 2012, 64 Seiten, ISBN 978-3-8374-1319-9

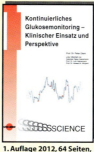
Kontinuierliches Glukosemonitoring – Klinischer Einsatz und Perspektive
1. Auflage 2012, 64 Seiten, ISBN 978-3-89599-267-4

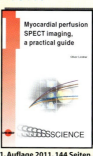
Myocardial perfusion SPECT imaging, a practical guide
1. Auflage 2011, 144 Seiten, ISBN 978-3-8374-1263-5

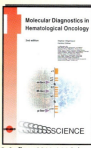
Molecular Diagnostics in Hematological Oncology
2. Auflage 2011, 144 Seiten, ISBN 978-3-8374-1292-5

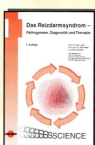
Das Reizdarmsyndrom – Pathogenese, Diagnostik und Therapie
3. Auflage 2011, 88 Seiten, ISBN 978-3-8374-1277-2

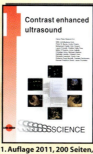
Contrast enhanced ultrasound
1. Auflage 2011, 200 Seiten, ISBN 978-3-8374-1221-5

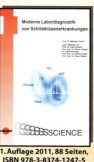
Moderne Labordiagnostik von Schilddrüsenerkrankungen
1. Auflage 2011, 88 Seiten, ISBN 978-3-8374-1247-5

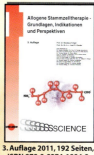
Allogene Stammzelltherapie – Grundlagen, Indikationen und Perspektiven
3. Auflage 2011, 192 Seiten, ISBN 978-3-8374-1324-3

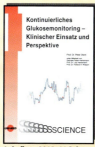
Kontinuierliches Glukosemonitoring – Klinischer Einsatz und Perspektive
1. Auflage 2012, 64 Seiten, ISBN 978-3-89599-267-4

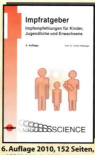
Impfratgeber – Impfempfehlungen für Kinder, Jugendliche und Erwachsene
6. Auflage 2010, 152 Seiten, ISBN 978-3-8374-1255-0

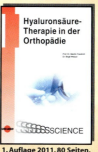
Hyaluronsäure-Therapie in der Orthopädie
1. Auflage 2011, 80 Seiten, ISBN 978-3-8374-1288-8

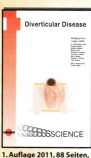
Diverticular Disease
1. Auflage 2011, 88 Seiten, ISBN 978-3-8374-1282-6

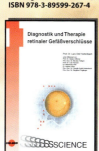
Diagnostik und Therapie retinaler Gefäßverschlüsse
1. Auflage 2011, 96 Seiten, ISBN 978-3-8374-1187-4

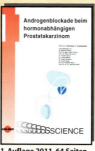
Androgenblockade beim hormonabhängigen Prostatakarzinom
1. Auflage 2011, 64 Seiten, ISBN 978-3-8374-1280-2

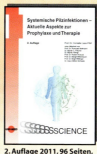
Systemische Pilzinfektionen – Aktuelle Aspekte zur Prophylaxe und Therapie
2. Auflage 2011, 96 Seiten, ISBN 978-3-8374-1311-3

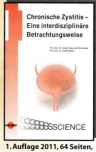
Chronische Zystitis – Eine interdisziplinäre Betrachtungsweise
1. Auflage 2011, 64 Seiten, ISBN 978-3-8374-1296-3

UNI-MED

...und ständig aktuelle Neuerscheinungen!

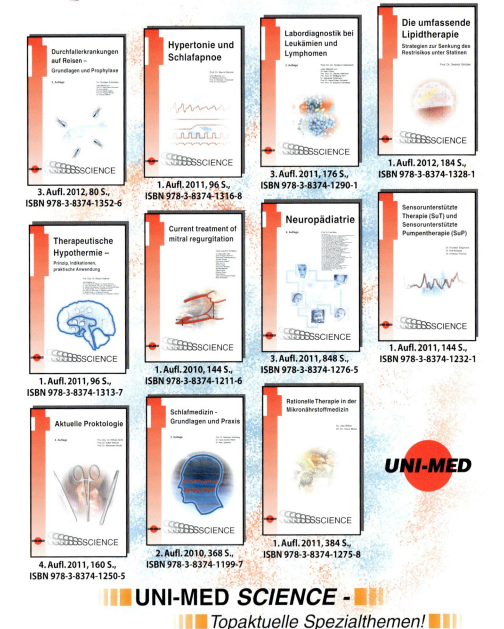